GARFIELD COUNTY LIBRARIES
Carbondale Branch Library
320 Sopris Ave
Carbondale, CO 81623
(970) 963-2889 – Fax (970) 963-8573
www.gcpld.org

DIETA KETO

Recetas fáciles
con 5 ingredientes

DIETA KETO

Recetas fáciles con 5 ingredientes

JEN FISCH
DE KETOINTHECITY.COM

PLATILLOS BAJOS EN CARBOHIDRATOS
Y ALTOS EN GRASAS EN MENOS DE 30 MINUTOS

Grijalbo

Título original: *The Easy 5-Ingredient Ketogenic Diet Cookbook*
Publicado originalmente en inglés por Rockridge Press, sello editorial de Callisto Media Inc.

Primera edición: junio de 2019

© 2018, Jen Fish
© 2019, Penguin Random House Grupo Editorial USA, LLC.
8950 SW 74th Court, Suite 2010
Miami, FL 33156
Traducción: Wendolín Perla

Adaptación del diseño de cubierta original: Penguin Random House Grupo Editorial
Fotografías: © Nadine Greeff

ISBN: 978-1-64473-000-3

Impreso en Estados Unidos – *Printed in USA*

Penguin
Random House
Grupo Editorial

A mi osita Kaia, mi hija y catadora principal

ÍNDICE

¿QUÉ RAYOS ES CETOSIS? ¿QUÉ ES UN MACRO Y CÓMO LO MIDO? DECIDÍ PROBAR LA DIETA KETO Y ESTOY FELIZ DE HABERLO HECHO.

Estoy encantada con el hecho de que hayas decidido explorar la alimentación cetogénica conmigo. Este plan alimenticio ha ayudado a miles de personas alrededor del mundo. Es una dieta muy baja en carbohidratos que incluye un alto nivel de grasas saludables y un nivel moderado de proteína. Mi travesía por el camino de la alimentación baja en carbohidratos comenzó hace más de una década, por recomendación de un médico acupunturista. Cuando tenía 18 o 19 años, me diagnosticaron dos desórdenes autoinmunes: artritis psoriásica y psoriasis. Estaba buscando formas de aliviar el dolor y la inflamación y el médico me recomendó eliminar el azúcar de mi dieta. Fue la primera vez que pensé en la conexión entre los desórdenes autoinmunes y la alimentación.

Seguí su consejo. Empecé una dieta baja en carbohidratos, eliminé el azúcar y sentí alivio en tan solo unas semanas. Noté una disminución clara en la inflamación de mis articulaciones, así como en mi piel, que solía estar sensible y enrojecida. Esto me llevó a un camino de autodescubrimiento, de aprendizaje acerca de las distintas reacciones de mi cuerpo ante diversos alimentos y, finalmente, a encontrar un plan de alimentación que me pudiera ayudar a ser mi mejor yo.

Durante mucho tiempo, seguí un plan de alimentación mayormente bajo en carbohidratos, pero también pasé por periodos en los que "me desvié del buen camino". Más tarde, hace algunos años, volví a tener problemas autoinmunes. Mis médicos pensaron que quizá se trataba de la enfermedad de Crohn, pero no estaban seguros. Después de muchos análisis y casi ninguna respuesta, decidí volver a experimentar con la comida para ver si podía ayudarme a mí misma. Empecé a comer alimentos de alta calidad (orgánicos, de libre pastoreo, etc.), pero con carbohidratos libres de gluten. Noté mejoría en mis malestares, pero me sentía débil y, después de seis meses siguiendo ese plan, subí de peso debido a todos esos deliciosos productos libres de gluten tan de moda y disponibles hoy en día.

Fue entonces cuando descubrí la dieta cetogénica. Al principio, se parecía a la fase introductoria de la dieta Atkins, pero me gustó la idea de comer alimentos reales, con pocas proteínas y con un enfoque en las grasas saludables. Nunca antes había escuchado la palabra *cetogénico* y, como muchas personas, me sentí un poco confundida y abrumada por los nuevos términos. ¿Qué rayos es cetosis? ¿Qué es un macro y cómo lo mido? Pero decidí probar la dieta keto y estoy feliz de haberlo hecho.

De inmediato, quedé encantada con el reto de crear comidas cetogénicas que fueran rápidas y fáciles, pero también deliciosas. Soy madre soltera y trabajo a tiempo completo. También tengo una hija adolescente extremadamente ocupada, así que me agrada que las recetas sean lo más sencillas posible (como todo lo demás en mi vida). En mi experiencia, no necesitas muchos ingredientes exóticos ni una alacena llena de aceites especiales para preparar increíbles alimentos cetogénicos.

Las recetas que aparecen en este libro te ayudarán a satisfacer tus antojos por esos alimentos favoritos, altos en carbohidratos, que solías comer antes de entrar en cetosis. Tener antojos es completamente normal. La mayoría de las personas ha consumido una dieta alta en carbohidratos toda su vida, por lo que, definitivamente, requiere un ajuste adaptarse a la dieta cetogénica. Pero no te desanimes.

Mis recetas de 5 ingredientes han facilitado mucho mi vida. Para este libro, creé tantas recetas que pudieran prepararse en 30 minutos o menos como me fue posible. ¿Quién tiene tiempo hoy en día para pasar horas preparando la comida? Las recetas están repletas de sabor y grasas saludables. Cocinarás con ingredientes naturales, buenos para tu salud, fáciles de encontrar y económicos. No hay necesidad de ir a cinco tiendas diferentes en busca de un cúmulo de ingredientes raros. ¡Mis recetas facilitan la dieta cetogénica!

Sígueme mientras te guío en tu viaje hacia la cetosis. Sé que puedes hacerlo. Estoy muy emocionada de mostrarte las formas increíblemente deliciosas en que puedes preparar mis recetas sencillas, con solo 5 ingredientes y adaptadas para la dieta keto. ¡A la cocina!

Uno

Cocina cetogénica fácil y sencilla

Lo que más me gusta del estilo de vida cetogénico es lo fácil que es, ya sea que cocines en casa o comas en otros lugares. Las recetas que recogí en este libro son muy sencillas y utilizan alimentos conocidos. Te mostraré cómo transformar ingredientes cotidianos y fáciles de hallar en deliciosas comidas cetogénicas y llenas de las grasas saludables que tu cuerpo usará para tener energía. El paso más importante al empezar la dieta cetogénica ¡es precisamente empezar! No te sientas intimidado: ¡yo te contaré todo lo que necesitas saber!

CÓMO FUNCIONA
LA DIETA CETOGÉNICA

Comenzar un nuevo plan de alimentación puede ser agobiante. Lo sé. Cuando empecé a investigar sobre la dieta cetogénica en internet, los materiales disponibles eran confusos y sentí que estaba de nuevo en una clase de ciencias. Pero en el fondo, lo cetogénico está enfocado en comer una dieta llena de grasas saludables, mezclada con proteínas y muy pocos carbohidratos. Idealmente, los carbohidratos que sí comes provienen principalmente de las verduras. Tu cuerpo dejará de quemar azúcar y carbohidratos para tener energía y quemará entonces grasa/cetonas. Este proceso, llamado *cetosis*, te deja en un estado óptimo para quemar grasas y perder peso. Pero esta pérdida no es el único beneficio del plan cetogénico: claridad mental, menos inflamación y más energía son algunos de los beneficios alternos.

Al empezar la dieta cetogénica, tal vez necesites comer más para sentirte satisfecho, pero rápidamente, a medida que te adaptes a la cetosis, te darás cuenta de que muchas veces no tienes hambre cuando llega la hora de la comida. Es importante aprender a escuchar a tu cuerpo y si no tienes hambre, no necesitas comer. Yo me obligo a recordar esta lección constantemente. Cuando estoy en el trabajo, a menudo siento la necesidad de comer al mediodía, cuando todos salen a comer. Sin embargo, durante los fines de semana, sin ese horario, muchas veces puedo llegar hasta las 2:00 o 3:00 p. m. sin comer. Permite que tu cuerpo te guíe, pero siempre asegúrate de beber suficiente agua y de tener un consumo adecuado de electrolitos.

Son muchos los beneficios de una dieta cetogénica y cada persona tiene una razón personal para embarcarse en un viaje hacia la cetosis. Para mí, se trataba de reducir la inflamación: eliminar el azúcar, la cual es extremadamente inflamatoria, y los carbohidratos ha cambiado mi vida. Permitir que tu cuerpo entre en una cetosis nutricional puede ser de ayuda para lidiar con condiciones como la obesidad, la epilepsia, problemas de índole neurológica y muchos más. Quemar grasa en lugar de azúcar también puede aumentar tu longevidad. Parece que, cada semana, hay nuevos estudios que confirman los beneficios del estilo de vida cetogénico.

Cuando inicies tu dieta cetogénica quizá encuentres ciertos términos nuevos que te generen algunas preguntas:

¿Qué es la cetosis? Restringir drásticamente el azúcar y los carbohidratos en tu dieta pone a tu cuerpo en un estado de cetosis, que es cuando quema grasa (cetonas) en lugar de glucosa (carbohidratos y azúcar). Cuando hay muy pocos carbohidratos en la dieta, el hígado convierte la grasa en ácidos grasos y en cuerpos cetónicos. Estos llegan al cerebro y reemplazan a la glucosa como fuente de energía. El nivel elevado de cuerpos cetónicos en la sangre se llama cetosis. Muchas veces, puedes alcanzar un estado de cetosis durante la primera semana de tu dieta cetogénica, que es el primer paso para adaptarte eventualmente a él, pero puede llegar a tomar hasta un mes.

¿Qué son los macros y por qué son importantes? Cuando inicias una dieta cetogénica necesitas calcular tus *macros* y registrarlos todos los días. Los macros, o macronutrientes, son los elementos nutricionales más importantes dentro del contenido calórico de tus alimentos: proteína, carbohidratos y grasa, además de algunos minerales. Los Centros para el Control y la Prevención de Enfermedades [en inglés CDC, Centers for Disease Control and Prevention] indican que la dieta estadounidense común consiste en alrededor de un 50 por ciento de carbohidratos, un 15 por ciento de proteínas y un 35 por ciento de grasas. En cambio, la estructura de una dieta cetogénica común tiene cerca del 5 por ciento de carbohidratos, de un 20 a un 25 por ciento de proteínas y entre un 70 y un 75 por ciento de grasas.

Puedes buscar en Google una calculadora de macros para dieta cetogénica y determinar cuáles son los mejores macros para ti. Te pedirá que introduzcas cierta información (altura, peso, nivel de actividad, metas, etc.) y, basada en esta, sugerirá tus macros cetogénicos. Estos representan el límite máximo de tu consumo nutricional ideal para cada día. Descompondrá los macros en calorías, grasas, proteínas y carbohidratos. Si perder peso es tu meta, muchas veces te recomendará que permanezcas por debajo de 20 carbohidratos netos al día, es decir, mi meta ideal. Yo uso la aplicación gratuita Carb Manager para registrar mis alimentos. Puedes configurar las preferencias en función de los carbohidratos netos.

Algunas personas monitorean sus carbohidratos totales dentro de la dieta cetogénica y otras nada más los carbohidratos netos; es una decisión personal. Yo cuento los carbohidratos netos, lo que, básicamente, significa restar el contenido de fibra insoluble de los carbohidratos totales porque la fibra es un carbohidrato que el cuerpo no puede digerir. Por ejemplo, ½ taza de coliflor tiene 2.65 gramos de carbohidratos y 1.2 gramos de fibra insoluble. Entonces, restas la fibra del total de carbohidratos y el contenido de carbohidratos netos de esa porción es de 1.45 gramos.

¿Comer tanta grasa es bueno para ti? Comer entre un 70 y un 75 por ciento de grasas en la dieta cetogénica probablemente te parecerá una locura cuando estás acostumbrado a una dieta, por lo general, baja en grasas y alta en carbohidratos. De hecho, cuando empecé mi plan cetogénico, descubrí que era fácil dejar los carbohidratos, pero mucho más difícil alcanzar la cantidad de grasa recomendada diariamente. Lo más importante que debes recordar es que comerás grasas de alta calidad. ¡No todas las grasas son iguales! Las grasas de alta calidad como la mantequilla de libre pastoreo, el *ghee* (mantequilla clarificada), las carnes de libre pastoreo, los lácteos orgánicos enteros, los aguacates, las nueces de macadamia y el salmón son algunos ejemplos de la clase de grasa que necesitas consumir. Debes evitar grasas de baja calidad, como aceites vegetales o de canola. Notarás que, en la dieta cetogénica, no tendrás hambre tan seguido porque las grasas de alta calidad te mantienen satisfecho.

¿Qué es el ayuno intermitente (AI)? Puedes adoptarlo como parte de un estilo de vida cetogénico. Por lo general, yo consumo mi ración diaria de comida durante una "ventana de alimentación" de ocho horas, que para mí es entre el mediodía y las 8:00 p.m. Esto deja 16 horas al día para mi ayuno intermitente, pero duermo una buena porción de ellas, así que es muy fácil hacerlo. Durante el periodo de AI bebo café Bulletproof (página 29), permitido en el protocolo de ayuno intermitente de Bulletproof, y agua, pero no consumo ningún alimento sólido. El café Bulletproof controla mi apetito debido al contenido de grasa en la mantequilla de libre pastoreo y en el Brain Octane Oil. Cuanto más tiempo sigas la dieta keto, menos hambre tendrás en general porque te saciará la mayor cantidad de grasas que estás consumiendo.

¿Qué es la adaptación cetogénica? La mayoría de la gente llega a un estado de cetosis después de un par de semanas registrando sus macros cetogénicos, pero adaptarse a este estilo de vida puede tomar un poco más de tiempo. Una vez que te hayas adaptado, tu cuerpo dejará de usar glucosa como su fuente principal de energía y utilizará la grasa. Este proceso ocurre, por lo general, al mes de mantener una estricta dieta cetogénica y de producir un cierto nivel de cetonas.

Para información científica más profunda sobre la dieta cetogénica, recomiendo ampliamente que leas *The Ketogenic Bible*, del Dr. Jacob Wilson y Ryan Lowery. Es la explicación más concisa y profesional sobre todo lo relativo a la cetosis.

LINEAMIENTOS PARA LA DIETA CETOGÉNICA

Hacer que tu cuerpo deje de quemar glucosa y empiece a quemar grasa es un gran cambio. Y con él viene un periodo de ajuste. Cuando empiezas una dieta cetogénica, es importante revisar tus electrolitos, enfocarte en alimentos densos en nutrientes y tener suficiente descanso durante este tiempo porque tu cuerpo estará sanando. Los electrolitos son ciertos nutrientes o químicos en el cuerpo con muchas funciones importantes, como estimular músculos y nervios, mantener la función celular, regular tu ritmo cardiaco y más. Si tus electrolitos no están equilibrados, te sentirás cansado o, simplemente, "mal".

Controla tus electrolitos para minimizar la gripe cetogénica *que se da al inicio de la dieta.* Cuando comienzas una dieta cetogénica, tu cuerpo pasa por un periodo de desintoxicación mientras elimina los carbohidratos y el azúcar de tu sistema. Si eres como la mayoría de la gente, has estado comiendo carbohidratos toda tu vida, así que tu cuerpo necesitará hacer ajustes importantes. Puedes experimentar efectos secundarios como mareos, calambres musculares, dolor de cabeza, náuseas y fatiga. Sigue adelante: este periodo de desintoxicación es temporal. La clave para minimizar los efectos secundarios es controlar tus electrolitos de la siguiente manera:

- Bebe suficiente agua con electrolitos. Yo prefiero Smartwater.
- Ingiere suficiente sal. Consume sal rosada del Himalaya o caldo (de carne o de verduras), o puedes, incluso, tomar algunos *shots* de jugo de pepinillo.
- Come alimentos ricos en potasio, pero bajos en azúcar, como aguacates y espinacas.
- Come alimentos ricos en magnesio, como nueces, espinacas, alcachofas y pescado.
- Descansa bastante, porque tu cuerpo está sanando.

Bebe mucha agua. A lo largo de tu viaje cetogénico necesitarás beber mucha agua; probablemente más de la que tomas en la actualidad. En las primeras etapas de la dieta perderás mucha agua. Los carbohidratos en tu cuerpo tienden a adherirse al agua y, cuando dejas de consumirlos, tu cuerpo empieza a liberar esa agua, así que necesitas reabastecer el líquido. Un buen lineamiento a seguir es asegurarte de beber *al menos* la mitad de tu peso corporal en onzas de agua al día. Por ejemplo, si pesas 200 libras, deberías beber al menos 100 onzas de agua (un poco más de 3 cuartos de galón) cada día.

Consume suficiente sal. En una dieta estadounidense común, la gente, por lo general, come alimentos con mucha sal añadida: como el pan, por ejemplo. En la dieta keto no los comes, así que no tengas miedo de agregar sal a tus alimentos (usando sal de alta calidad),

y si sientes que necesitas todavía más sal, bebe un poco de caldo de res o de verduras. Yo recomiendo la sal rosada del Himalaya porque tiene más minerales que la sal de mesa tradicional, como potasio, magnesio, cobre y hierro.

Encuentra formas fáciles de incluir grasa. Puede sonar intimidante consumir entre un 70 y un 75 por ciento de tu dieta diaria en grasas, pero hay muchas maneras sencillas de consumirlas a lo largo del día. La más fácil es añadir mantequilla o aceites saludables a casi todo lo que comes.

Investiga antes de salir a comer. Una de las cosas que más me gustan sobre la dieta keto es que puedo encontrar algo adecuado para mi dieta en casi cualquier restaurante, ¡pero requiere práctica! Si puedes, antes de salir, busca el menú en internet para encontrar las mejores opciones cetogénicas. La carne y las verduras suelen ser un buen punto de partida. Ten cuidado con las salsas, los aderezos y las marinadas; tienen muchos carbohidratos ocultos. Cuando dudes, pregunta a tu mesero qué ingredientes lleva la salsa y, si no sabe, te sugiero pedirle que la elimine. Los restaurantes están acostumbrados a recibir pedidos especiales, así que no tengas miedo de ordenar exactamente lo que quieres y lo que no.

EQUIPO DE COCINA

No necesitas tener un cúmulo de aparatos elaborados en tu cocina para preparar las recetas que aparecen en este libro, pero sí debes tener algunos artículos clave que usarás todos los días.

NECESITAS TENER

Tazas y cucharas medidoras. Es necesario que te asegures de medir bien los alimentos, en lugar de calcularlos aproximadamente, sobre todo para las recetas horneadas. Y si tu meta es perder peso, el tamaño de las porciones también es importante.

¿Cetogénico o paleo?

El plan cetogénico y el paleo son dos planes de alimentación distintos, pero los términos muchas veces se usan indistintamente.

Una dieta paleo común no es tan alta en grasa ni tan baja en carbohidratos como la dieta cetogénica. La dieta paleo consiste en comer como lo hacía la gente hace varios miles de años, cuando no había alimentos procesados y consumían aquello que podían cazar, como carnes, y recolectar, como nueces, semillas y plantas. En una dieta paleo puedes comer batata y otras verduras altas en carbohidratos, como las zanahorias. Hay muchos tipos de dieta paleo, pero, en una versión básica, los macros tienden a estar cerca del 20 por ciento de carbohidratos, el 16 por ciento de proteínas y un 65 por ciento de grasas.

En una dieta cetogénica no deberías comer esas verduras altas en carbohidratos y almidones porque van a elevar tus niveles de glucosa y te sacarán del estado de cetosis. Los macros cetogénicos son 5 por ciento de carbohidratos, 20 por ciento de proteínas y 75 por ciento de grasas. Para seguir una dieta keto con éxito, tu cuerpo debe mantenerse en un estado de cetosis; de lo contrario, simplemente estás siguiendo un plan bajo en carbohidratos.

Los lácteos son otra diferencia. En la dieta keto, los lácteos enteros pueden ser una gran forma de obtener tus grasas saludables, pero no necesitas comerlos. En las formas más tradicionales de alimentación paleo se evitan los lácteos completamente, pero ahora hay muchos planes paleo y algunos sí los permiten.

Es posible seguir la dieta cetogénica y al mismo tiempo conservar algunos principios paleo, particularmente un enfoque en alimentos naturales de alta calidad. Te recomiendo que siempre utilices ingredientes de la mejor calidad que sea posible. Además, puedes intercambiar ciertos ingredientes por otros más cercanos al plan paleo; por ejemplo, puedes sustituir la mantequilla por *ghee* y la crema espesa por leche de coco.

Espátula, cuchara ranurada, cuchara grande, batidor, pinzas y espátula de goma. Tiendo a comprar espátulas de goma bonitas todo el tiempo, pero realmente solo necesitas una pieza representativa de cada uno de estos seis utensilios.

Tabla para picar. Idealmente deberías tener dos: una para verduras y una para carnes.

Cuchillos. Compra uno o dos cuchillos de cocina de calidad. Un cuchillo para pelar y un cuchillo de chef de 6 pulgadas son un buen inicio. Yo compré los míos en una oferta de Williams-Sonoma.

Rallador. Es menos costoso rallar tu propio queso que comprarlo rallado. Algunos ralladores tienen contenedores incluidos para mayor comodidad. Un rallador fino para cítricos también puede ser útil si te parece que el de queso es muy grande. En algunas de estas recetas también rallaremos cáscaras de cítricos y algunas verduras.

Bandeja para hornear. Necesitas una bandeja grande para las recetas en una sola olla y para hornear.

Cacerola para hornear de 9 x 13 pulgadas. Me gusta tener una cacerola más profunda para rostizar verduras y carnes. También la uso para mis *frittatas* de huevo. La que uso todo el tiempo es una Le Creuset de hierro esmaltado y fácil de limpiar.

Molde para pan de 9 x 5 pulgadas. Es el tamaño estándar de una hogaza y el que utilizo para hornear mi pan (página 86).

Molde para muffins. Necesitarás un molde estándar para varias de estas recetas. Yo uso uno de tamaño jumbo para hacer mis tazones de tocino, lechuga, tomate y aguacate (página 119), pero un molde de tamaño estándar también funcionará bien.

Molde refractario de vidrio de 8 pulgadas. Una fuente honda de vidrio es magnífica para hornear postres o preparar alimentos en porciones más pequeñas.

Sartén de 10 o 12 pulgadas. Me gusta usar una sartén antiadherente porque es fácil de limpiar y funciona muy bien con las recetas cetogénicas básicas, como los huevos. Los chefs profesionales dirían que en una sartén antiadherente no se puede dorar algo tan bien como en una sartén de acero inoxidable, pero para lo que yo hago funciona de maravilla. Si prefieres una sartén de acero inoxidable, solo necesitarás frotar con más fuerza al momento de lavarla. Sin importar la que elijas, compra una con tapa.

Ollas. Tener una olla pequeña (2 cuartos de galón) y una grande (4.5 cuartos de galón) te permitirá preparar la mayoría de las recetas.

Olla de cocción lenta. Una olla de cocción lenta, como la original Crock-Pot y otras marcas, es muy útil para facilitar la preparación de recetas en una sola olla, sobre todo en el invierno. Me encanta dejar que mi casa se llene del delicioso aroma mientras la comida se cuece a lo largo del día. La olla que tengo es muy sencilla, ni siquiera tiene un temporizador u otros mecanismos complejos y es un sueño. Uso una olla de 6 cuartos de galón para todas las recetas con olla de cocción lenta en este libro.

Colador. Un colador es importante para lavar las frutas y verduras frescas. Uno de tamaño mediano debe bastar, a menos que planees cocinar para una multitud.

Tazones para mezclar. Un conjunto de tazones para mezclar es muy útil al preparar una receta. Tengo un juego desde hace por lo menos 10 años y utilizo las piezas todo el tiempo.

Molde para paletas. Hay muchos moldes divertidos para paletas de hielo y puedes elegir cualquier forma para preparar deliciosas paletas de la dieta cetogénica.

Papel pergamino. Utilizo papel pergamino para todo, desde *frittatas* de huevo hasta para hacer verduras rostizadas y queso frito. Compro los cuadrados ya cortados. En la caja dice que puedes utilizar el papel a temperaturas de hasta 425 °F. (¡Yo aprendí a la mala!)

También necesitarás una licuadora o un procesador de alimentos:

Licuadora. Es una gran herramienta para preparar *smoothies*, bebidas con café, sopas y salsas. Si no tienes una licuadora, puedes hacer lo que yo: ¡utilizar el procesador de alimentos para todo!

Procesador de alimentos. Yo utilizo mucho mi procesador de alimentos para preparar estas recetas. Tengo uno pequeño, el Cuisinart Mini-Prep, porque solo somos dos en mi casa. Cuesta alrededor de 40 dólares y lo uso todo el tiempo.

SERÍA BUENO TENER

Batidora. Yo uso una batidora de mano eléctrica que tengo desde hace años, pero si tienes una batidora de pedestal, es una herramienta magnífica. La batidora es particularmente útil para preparar postres. Si no la tienes, también puedes usar un batidor de globo y trabajar los músculos de tu brazo mientras cocinas.

Báscula de cocina. Yo no tengo una báscula de cocina, pero sé que es un elemento clave para muchas personas que quieren perder peso con la dieta cetogénica. Se utiliza para medir porciones, sobre todo de carnes y otras proteínas.

Licuadora de inmersión. Esta herramienta es muy útil para licuar sopas y salsas rápidamente en la misma olla o sartén en lugar de pasarlas a un procesador de alimentos o a una licuadora de pedestal.

Rodillo. Si tienes un rodillo, es útil para preparar platillos como los rollos de salami. Si no tienes uno, también he utilizado una botella de vino ¡y funciona de maravilla!

Brocha para untar. Me gusta usar una brocha para engrasar con aceite de oliva y no usar demasiado, pero si no tienes una, también puedes ayudarte con una verdura de hoja verde o con una toalla de papel.

Rejilla para enfriar. Para varias de estas recetas saco el platillo terminado del horno y lo paso a una rejilla para dejarlo enfriar. Si no tienes una, también puedes colocar tus platillos calientes sobre salvamanteles o agarraderas.

ALIMENTOS ESENCIALES

Es recomendable tener una alacena bien abastecida cuando elaboras comidas cetogénicas. No necesitas ningún ingrediente exótico, únicamente lo más básico. Cada receta en este libro tiene solo 5 ingredientes principales, entre los cuales no se están contando los cinco que aparecen a continuación, y que son básicos de cualquier cocina.

INGREDIENTES ESENCIALES CETOGÉNICOS

1. Sal rosada del Himalaya
2. Pimienta negra recién molida
3. *Ghee* (mantequilla clarificada, sin lácteos; compra de libre pastoreo si puedes)
4. Aceite de oliva
5. Mantequilla de libre pastoreo

Además de los 5 anteriores, hay 10 ingredientes perecederos que necesitas tener a la mano. Te recomiendo comprar orgánico/100 % natural siempre que puedas.

PERECEDEROS CETOGÉNICOS

1. Huevos (de libre pastoreo si puedes)
2. Aguacates
3. Tocino (sin curar)
4. Queso crema (entero o usa una alternativa sin lácteos)
5. Crema agria (entera o usa una alternativa sin lácteos)
6. Crema espesa para batir o leche de coco (entera; yo compro la leche de coco en lata)
7. Ajo (fresco o picado en frasco)
8. Coliflor

(CONTINÚA EN LA PÁG. 22)

ALIMENTOS PARA DISFRUTAR
ALTOS EN GRASA/BAJOS EN CARBOHIDRATOS
(BASADOS EN CARBOHIDRATOS NETOS)

CARNES Y MARISCOS

Camarones
Cangrejo de mar
Cangrejo de río
Carne de res (molida, filetes, etc.)
Cerdo (chuletas, tocino, etc.)
Codorniz
Cordero
Ganso
Langosta
Mejillones
Pato
Pescado
Pollo
Pulpo
Salchicha (sin rellenos)
Ternera
Venado
Vieiras

LÁCTEOS

Aderezo de queso azul
Aderezo Ranch
Crema batida casera
Crema espesa (para batir)
Huevos
Leche de almendras sin endulzar
Leche de coco sin endulzar

Queso blanco
Queso *burrata*
Queso *cottage*
Queso crema
Queso *halloumi*
Queso *kefalotyri*
Queso *mozzarella*
Queso *provolone*
Queso *ricotta*
Yogur griego (entero)

NUECES Y SEMILLAS

Almendras
Avellanas
Linaza
Maní (con moderación)
Nueces de Brasil
Nueces de Castilla
Nueces de macadamia
Nueces pecanas
Piñones
Semillas de ajonjolí
Semillas de calabaza
Semillas de chía
Semillas sacha inchi

FRUTAS Y VERDURAS

Aceitunas
Achicoria
Aguacate
Ajo (con moderación)
Apio

Arándanos rojos
Brócoli
Calabacín
Calabaza
Calabaza espagueti (con
    moderación)
Cebollas (con moderación)
Cebolletas
Coco
Coliflor
Espárragos
Frambuesas
Fresas
Germen de alfalfa
Hojas verdes
Hongos
Hierbas
Jícama
Judías verdes
Limones amarillos
Limones verdes
Moras azules
Quingombó (okra)
Pepinillos
Pepino
Pimiento morrón
Rábanos
Repollo
Tomates (con moderación)
Zanahorias (con moderación)
Zarzamoras

ALIMENTOS A EVITAR
BAJOS EN GRASA/ALTOS EN CARBOHIDRATOS
(BASADOS EN CARBOHIDRATOS NETOS)

CARNES Y OTRAS ALTERNATIVAS

Fiambres (algunas, no todas)
Perros calientes (con rellenos)
Salchichas (con rellenos)
Seitán
Tofu

LÁCTEOS

Leche
Leche de almendras (endulzada)
Leche de coco (endulzada)
Leche de soya (normal)
Yogur (normal)

NUECES Y SEMILLAS

Anacardos
Castañas
Pistachos

FRUTAS Y VERDURAS

Alcachofas
Arándanos
Banana verde
Bananas
Batatas
Berenjena
Calabaza mantequilla
Calabazas de invierno
Castañas de agua
Cerezas
Chirivía
Ciruelas
Ciruelas pasas
Dátiles
Duraznos
Edamame
Garbanzos
Grosella
Guisantes
Frijoles (todas las variedades)
Kiwis
Maíz
Mangos
Manzanas
Albaricoques
Melón cantalupo
Melón verde
Moras Boysen
Moras de saúco
Nabos
Naranjas
Ñames
Papas
Piña
Puerros
Raíz de bardana
Raíz de taro
Uva espina
Uva roja
Uvas pasas

9. Carne (de libre pastoreo si es posible)
10. Hojas verdes (espinacas, kale o arúgula)

Además, a continuación menciono algunos de mis productos favoritos, los cuales me gusta tener siempre en la cocina. Algunos son básicos y otros son bocadillos o golosinas. En la sección "Recursos" te diré dónde encontrarlos. ¡Incluso tengo códigos de descuento que puedes usar para algunos de ellos!

PRODUCTOS CETOGÉNICOS FAVORITOS

Huevos de libre pastoreo de Vital Farms. Lo primero que me llamó la atención de esta marca de huevos fue su hermoso paquete y el hecho de que los huevos son de libre pastoreo. Las yemas son naranjas y los huevos son deliciosos: comprarlos de libre pastoreo realmente marca la diferencia. Los huevos frescos de libre pastoreo son incluso mejores si tienes un mercado local.

Mantequilla Kerrygold. La mantequilla de libre pastoreo simplemente sabe mejor. Una vez que la pruebes, nunca volverás a comprar otra. La de la marca irlandesa Kerrygold tiene un contenido de grasa mayor. Hay otras marcas de libre pastoreo, pero Kerrygold está ampliamente disponible en Whole Foods, Costco, Trader Joe's, Walmart y Safeway. Viene con o sin sal. Yo uso la que lleva sal para casi todos mis platillos.

Bulletproof Brain Octane Oil. Bulletproof es una marca que fabrica una gran variedad de productos cetogénicos de alta calidad. Mis favoritos son su café, su ghee y el Brain Octane Oil. Este último es una de mis armas secretas cetogénicas porque es una forma muy sencilla de agregar grasas de alta calidad a cualquier cosa que comas. Una cucharada de aceite tiene 14 gramos de grasa, ningún sabor y ningún olor. Yo uso Brain Octane Oil en mi café Bulletproof, muchas veces llamado "café con mantequilla", y hay muchas otras formas de usarlo.

Ghee de Bulletproof. Confío en la calidad de los productos Bulletproof, así que también compro su ghee. El ghee es una mantequilla clarificada (sin lácteos) que tiene un punto de humo alto, así que es fabuloso para cocinar. Al igual que con la mantequilla, recomiendo el ghee de libre pastoreo. Un gran porcentaje de gente que sigue la dieta keto no consume lácteos, así que el ghee es un sustituto perfecto para la mantequilla en la cocción, así como una adición deliciosa al café Bulletproof.

Mezcla de especias Primal Palate. Sazonar puede mejorar realmente un platillo y toda una comida. Yo me enamoré de las mezclas de especias de Primal Palate. Son de la mejor calidad disponible y preparan mezclas sorprendentes para sazonar, como Breakfast Blend, Super Gyro y Garam Masala, que llevarán tus platillos a otro nivel.

MCT Oil Powder de Perfect Keto. Este producto es maravilloso para añadir grasas de alta calidad a tus platillos y bebidas. Los aceites pueden espesar y, por supuesto, añadir una textura aceitosa a tus bebidas. El MCT Oil Powder añade grasas, pero, al mismo tiempo, tiene una agradable textura cremosa que hace maravillas en bebidas como el café o los *smoothies*. También lo uso para hornear porque no tiene sabor y solo añade grasas saludables.

Protein Collagen MCT Oil Powder de Perfect Keto. También de Perfect Keto, esta proteína en polvo, sin lácteos, tiene colágeno, lo cual me encanta. La producción de colágeno en nuestro cuerpo disminuye conforme envejecemos, así que consumir productos como este, con colágeno añadido, puede ayudar a combatir parte de la pérdida del mismo. El colágeno es beneficioso para las articulaciones, el cabello y las uñas, entre otras cosas.

Fat Snax Cookies. Estas saludables galletas con grasa se venden en varios sabores deliciosos, son adecuadas para las dietas paleo y keto, y son orgánicas. Mi hija ama preparar sándwiches de helado cetogénico con ellas.

Nui cookies. Dos amigos que perdieron peso con la dieta cetogénica y decidieron lanzar su propia marca crearon las Nui cookies, otra opción para galletas dulces. Se venden en varios sabores deliciosos y su textura es húmeda y suave.

Trader Joe's Rosemary Marcona Almonds. Estoy obsesionada con estas nueces. Si nunca has probado una almendra marcona, te comento que tienen más aceite, una forma más aplanada y un sabor delicado. Trader Joe's vende un par de variedades, pero las de romero son mis favoritas.

Miracle Noodles y Miracle Rice. Estos dos productos realmente extienden los alcances de la cocina cetogénica. Miracle Noodles y Miracle Rice son libres de gluten, soya y calorías, y tienen cero carbohidratos netos. Tienen una gran variedad de estilos de fideos, así que puedes preparar todos tus platillos favoritos de pasta en una forma cetogénicamente adecuada.

Productos Primal Kitchen. Para mayonesa y aderezos para ensalada, me encantan los productos de Primal Kitchen. Si no vas a preparar los tuyos, esta es la marca en la que confiaría. Su mayonesa está hecha con aceite de aguacate y no tiene azúcar.

También me gusta usar los siguientes productos comunes, no específicamente cetogénicos, para mis recetas. Saben muy bien, cubren mis requerimientos nutricionales y su costo tiende a ser razonable. Todas mis recetas se probaron y desarrollaron usando estos productos, ¡pero siéntete libre de sustituirlos con otras alternativas si tienes tus favoritos!

- Annie's Organic Honey Mustard Dressing
- Boar's Head o Citterio Pancetta
- Bob's Red Mill Coconut Flour
- Elvio's Chimichurri Sauce
- Frank's RedHot Sauce
- Justin's All-Natural Peanut Butter
- Kettle & Fire Bone Broth
- Lily's Sugar-Free Chocolate Chips
- Mission Low-Carb Whole-Wheat Tortillas
- Muir Glen Organic Diced Tomatoes with Italian Seasoning

- Verduras frescas para ensaladas de Organic Girl: brotes de espinacas, brotes de *kale*, corazones de lechuga, lechuga romana, lechuga mantequilla, lechuga sangría, brotes de arúgula
- Salsas y aderezos para ensalada de Primal Kitchen: mayonesa, vinagreta griega, aderezo César con aceite de aguacate, Ranch
- Salsa de tomate Rao's Homemade
- Spicy Red Pepper Miso Mayo
- Swerve Natural Sweetener
- Trader Joe's Almond Flour
- Trader Joe's Chunky Blue Cheese Dressing & Dip
- Trader Joe's Coconut Oil Cooking Spray
- Trader Joe's Medium Cooked Shrimp (congelado)
- Trader Joe's Organic Chia Seeds
- Trader Joe's Organic Coconut Cream
- Trader Joe's Organic Coconut Milk (lata de 13.5 onzas de leche de coco entera y sin endulzar); tiende a separarse, así que agítala antes de abrirla y medir
- Trader Joe's Sliced Prosciutto
- Wild Planet Wild Salmon (enlatado, procedente de Alaska)
- Zevia All-Natural Root Beer

COCINA CETOGÉNICA

La dieta keto puede parecer complicada al principio, pero en realidad se trata de simplificar tus hábitos alimenticios. Tengo mucho éxito cuando preparo comidas simples con ingredientes naturales de alta calidad. Las recetas recogidas en este libro son un buen ejemplo de este acercamiento sencillo porque solo tienen 5 ingredientes principales. Al planear tus viajes al supermercado en torno a estas recetas podrás encaminarte hacia el éxito. En mi experiencia, entre mejor planees, más éxito tendrás con tu dieta cetogénica. El "plan" puede ser distinto para cada persona. Por ejemplo, yo siempre tengo botanas cetogénicas cuando salgo de viaje y cuando tengo juntas todo el día. De lo contrario, es fácil dejarme llevar por lo que está disponible. Para otros, preparar la comida de los siete días siguientes durante el fin de semana puede ser el mejor plan para tener éxito.

Usa los ingredientes de mayor calidad que puedas comprar. Los alimentos procesados y de baja calidad pueden inflamar tu cuerpo, que es, justamente, contra lo que lucha la dieta cetogénica. Así que será mejor que tu dieta sea lo más limpia posible, con alimentos reales de alta calidad.

Elimina los alimentos no cetogénicos de tu hogar. Regala a tus amigos, vecinos, compañeros de trabajo o a alguna caridad todos los elementos de tu alacena que estén llenos de carbohidratos. Simplemente sácalos de la casa y estarás preparando tu camino hacia el éxito.

Haz que tu comida sea lo más sencilla posible. Quédate con recetas como las de este libro, que usen alimentos reales y no tengan muchos ingredientes. La dieta keto se creó para ser simple.

Registra tus alimentos a lo largo del día. Forma el hábito de registrar tus comidas en una aplicación como Carb Manager. No todas las comidas suman macros cetogénicos perfectos, pero mientras más atento estés a lo que consumes a lo largo del día, más fácil será que alcances tu meta. La meta de macros que buscas para cada día se encuentra en la grasa, la proteína, los carbohidratos y las calorías.

Planea tus comidas. Preparar tus alimentos con antelación para que siempre tengas comida a la mano es la clave del éxito para muchas personas. Asegúrate de que tu refrigerador y tu alacena estén bien abastecidos con lo básico; así, cuando lleguen los antojos podrás satisfacerlos con una opción adecuada, baja en carbohidratos y alta en grasas.

Prepara y guarda ingredientes con antelación. Los huevos hervidos son una merienda perfecta de último minuto que puedes preparar con antelación y tener lista en el refrigerador. También me gusta preparar pequeñas bolsas resellables con verduras, nueces, rebanadas de queso y otros aperitivos cetogénicos, y tenerlas en el refrigerador listas para llevar. Asimismo, te darás cuenta de que enjuagar y picar las verduras que planeas usar para las recetas de la siguiente semana es una forma útil de reducir tu tiempo de preparación en las noches.

Cocina grandes cantidades. Suele ser más barato comprar carne y aves en grandes cantidades. Así que no te resistas a cocinar de una vez toda la comida de la semana y guárdala en el refrigerador y el congelador. Te ahorrará mucho tiempo a lo largo de la semana.

Que no te dé miedo probar nuevas combinaciones de alimentos. La dieta keto te da la oportunidad de ser creativo con ingredientes altos en grasa con los que quizá no estés familiarizado.

No temas usar sal y otros sazonadores. Puedes darle un sabor completamente distinto a un platillo tan simple como son los huevos revueltos simplemente usando sazonadores distintos. Diviértete con los sabores.

Haz un compromiso. Toma alrededor de un mes adaptarse completamente a la cetosis, que es cuando tu cuerpo ha cambiado por completo y ya quema eficientemente grasa/cetonas como combustible. La dieta cetogénica es una forma de alimentación a largo plazo, así que dale a tu cuerpo el tiempo necesario para sanar y ajustarse.

Sobre las recetas

En este libro encontrarás 130 recetas fáciles, con solo 5 ingredientes para cada comida.

La mayoría de las recetas requiere menos de 30 minutos de preparación y, cuando fue posible, intenté minimizar la cantidad de ollas y sartenes necesarios porque también me encanta facilitar la limpieza.

Las recetas que aparecen en este libro tienen etiquetas útiles que puedes buscar:

Una olla. Puedes preparar estas recetas en una sola olla o tazón.

Una sartén. Puedes preparar estas recetas en una sola sartén, molde refractario u otro recipiente.

30 minutos. La preparación y cocción de estas recetas tardarán 30 minutos o menos.

Sin cocción. Estas recetas no involucran cocción.

Vegetariana. Estas recetas no contienen carne.

Cada receta de este libro utiliza solo 5 ingredientes principales y usa algunos de los 5 ingredientes básicos en tu alacena: sal rosada del Himalaya, pimienta negra recién molida, *ghee* de libre pastoreo, aceite de oliva y mantequilla de libre pastoreo. Encontrarás información nutricional y el desglose de macronutrientes (ver página 14) al final de cada receta.

Todas las recetas incluyen al menos un consejo:

Consejo sobre sustituciones. Aquí encontrarás sugerencias para cambiar o reemplazar ingredientes.

Consejo sobre los ingredientes. Aquí encontrarás recomendaciones para preparar ingredientes de otra manera o con más facilidad.

Variaciones. Aquí encontrarás sugerencias sobre otras combinaciones de sabores o ingredientes que puedes usar en la preparación para cambiar fácilmente una receta.

La mayoría de las recetas son para dos personas porque creé las mías originalmente para mi hija y para mí y gracias a mis seguidores descubrí que ofrecer recetas para dos personas es muy popular. Si estás esperando a más personas, solo multiplica los ingredientes.

Dos

Smoothies y desayunos

La dieta keto y el desayuno forman un tándem perfecto. Con un solo ingrediente, los huevos, hay innumerables formas de liberar tu creatividad. Las recetas que aparecen en este capítulo son algunas de mis favoritas y las preparo seguido para mi hija y para mí. Durante una ajetreada semana en el trabajo y en la escuela, por lo general, me limito al café Bulletproof o a un café americano con crema espesa para desayunar, pero en los fines de semana me encanta preparar grandes desayunos cetogénicos. Estas recetas para desayunar te mostrarán que puedes preparar algunos de tus platillos matutinos favoritos, como *smoothies* llenos de azúcar y carbohidratos, y panqueques, y convertirlos fácilmente en opciones cetogénicas.

Índice de recetas

CAFÉ BULLETPROOF

El café Bulletproof es una bebida básica en muchas dietas cetogénicas. Me encanta y, honestamente, me siento como la Mujer Maravilla después de beber una taza. Uno de los beneficios más grandes para mí es que me permite extender mi ayuno intermitente Bulletproof porque este café alto en grasa me mantiene saciada hasta la hora de la comida. Si no estás usando el café Bulletproof para ayunar y, en cambio, te gustaría añadir proteína o colágeno, también puedes hacerlo.

30 MINUTOS
SIN COCCIÓN
Rinde: 1 porción
Preparación: 5 minutos

1. Vierte el café caliente en la licuadora.
2. Agrega el polvo y la mantequilla. Licua hasta mezclar por completo y formar espuma.
3. Sírvelo en una taza grande y disfruta.

1½ tazas de café caliente
2 cucharadas de MCT Oil Powder o Bulletproof Brain Octane Oil
2 cucharadas de mantequilla o *ghee*

Consejo sobre los ingredientes. Si no conoces la dieta cetogénica, es mejor que empieces a consumir poco Brain Octane Oil. Es potente, así que será mejor si aumentas poco a poco la cantidad, hasta alcanzar las 2 cucharadas después de algunas semanas.

POR PORCIÓN
Calorías: 463; grasas totales: 51 g; carbohidratos: 0 g; carbohidratos netos: 0 g; fibra: 0 g; proteína: 1 g

VARIACIONES
Si quieres añadir proteína a tu café Bulletproof, estas son algunas sugerencias. Si estás ayunando intermitentemente, no deberías añadir proteína porque interrumpirá tu ayuno. Si no estás ayunando, entonces prueba estas sencillas formas de crear una bebida más suculenta para desayunar:

• Huevo crudo: para añadir proteína, sustituye el MCT Oil Powder por 1 huevo crudo. Suena raro, lo sé, pero el huevo añade una textura cremosa atractiva y, aunque el café caliente cuece el huevo, te prometo que no sentirás la proteína cocida.

• Proteína y colágeno en polvo: también puedes añadir una medida o dos de proteína en polvo. Me gusta Perfect Keto Collagen, el cual tiene un gran sabor a chocolate que es particularmente delicioso con el café. Keto Collagen Powder contiene colágeno de libre pastoreo, MCT Oil Powder y proteína en polvo. El colágeno es una buena adición antiinflamatoria.

• Especias: agrega 1 cucharadita de canela y un poco de edulcorante a tu mezcla Bulletproof para obtener una deliciosa versión especiada.

SMOOTHIE DE AGUACATE Y MORAS

Este *smoothie* es mi favorito. Es delicioso y, además, está lleno de grasas saludables, potasio, magnesio y fibra. Usa estevia líquida si prefieres *smoothies* más dulces.

30 MINUTOS

SIN COCCIÓN

VEGETARIANA

Rinde: 2 porciones

Preparación: 5 minutos

1 taza de leche de coco entera, sin endulzar

1 medida de Perfect Keto Exogenous Ketone Powder sabor durazno y crema

½ aguacate

1 taza de espinacas frescas

½ taza de moras frescas o congeladas (sin azúcar añadida si son congeladas)

½ taza de hielo

¼ de cucharadita de estevia líquida (opcional)

POR PREPARACIÓN

Calorías: 709; grasas totales: 68 g; carbohidratos: 27 g; carbohidratos netos: 14 g; fibra: 12 g; proteína: 8 g

POR PORCIÓN

Calorías: 355; grasas totales: 40 g; carbohidratos: 16 g; carbohidratos netos: 8 g; fibra: 6 g; proteína: 4 g

1. En una licuadora, mezcla la leche de coco, la proteína en polvo, el aguacate, las espinacas, las moras, el hielo y la estevia (si utilizas).
2. Licua hasta mezclar por completo y formar espuma.
3. Sirve en dos vasos y disfruta.

Consejo sobre los ingredientes. Añadir aguacate a una receta de *smoothie* puede parecer inusual, pero le agrega grasas saludables y nutritivas, y contribuye a su cremosidad.

SMOOTHIE DE ALMENDRA Y MANTEQUILLA

Mi hija siente que está bebiendo una malteada cuando le preparo este *smoothie*, pero es muy saludable. Me encanta saber que puedo darle algo delicioso que también dará energía a su cuerpo y su mente durante horas. Agrega estevia líquida, un edulcorante natural, si prefieres *smoothies* más dulces.

30 MINUTOS
SIN COCCIÓN
VEGETARIANA
Rinde: 2 porciones
Preparación: 5 minutos

1 taza de leche de coco entera, sin endulzar
1 medida de Perfect Keto Exogenous Ketone Powder sabor chocolate y sal de mar
½ aguacate
2 cucharadas de mantequilla de almendra
½ taza de moras frescas o congeladas (sin azúcar añadida si son congeladas)
½ taza de hielo
¼ de cucharadita de estevia líquida (opcional)

POR PREPARACIÓN

Calorías: 892; grasas totales: 85 g; carbohidratos: 31 g; carbohidratos netos: 17 g; fibra: 14 g; proteína: 14 g.

POR PORCIÓN

Calorías: 446; grasas totales: 43 g; carbohidratos: 16 g; carbohidratos netos: 9 g; fibra: 7 g; proteína: 7 g.

1. En una licuadora, mezcla la leche de coco, la proteína en polvo, el aguacate, la mantequilla de almendra, las moras, el hielo y la estevia (si utilizas).
2. Licua hasta mezclar por completo y formar espuma.
3. Sirve en dos vasos y disfruta.

Consejo sobre los ingredientes. Puedes agregar 1 cucharadita de cúrcuma en polvo para aumentar el poder antiinflamatorio de este *smoothie* o puedes añadir 1 cucharada de semillas de chía remojadas en leche de coco al menos 20 minutos. Las semillas añadirán fibra extra, hierro, calcio y ácidos grasos omega-3 al *smoothie*.

BUDÍN DE CHÍA Y ZARZAMORA

Desarrollé esta receta un día que tenía una lata de leche de coco en mi alacena y quería encontrar una nueva manera de usarla. Les pregunté a mis adorados seguidores de Instagram y algunos sugirieron que hiciera un budín de chía. Lo mejoré usando zarzamoras, una grandiosa opción baja en carbohidratos que le dio un gran sabor y textura. Esta delicia podría servir de postre, pero también la disfruto como un desayuno increíblemente sabroso. Las semillas de chía poseen una gran cantidad de fibra, hierro, calcio y ácidos grasos omega-3, y son uno de los alimentos más nutritivos del planeta. Es sorprendente que un alimento tan pequeño tenga tantos beneficios para la salud, ¿cierto? Las semillas de chía se remojan en la leche de coco y se suavizan durante toda la noche para asentar la mezcla del budín. Estas semillas ayudan a desacelerar la digestión y el contenido de grasa de esta preparación te ayuda a sentirte satisfecho durante horas.

SIN COCCIÓN
VEGETARIANA

Rinde: 2 porciones

Preparación: 10 minutos, más una noche para remojar

1 taza de leche de coco entera, sin endulzar

1 cucharadita de estevia líquida

1 cucharadita de extracto de vainilla

½ taza de zarzamoras frescas o congeladas (sin azúcar añadida si son congeladas)

¼ de taza de semillas de chía

POR PREPARACIÓN

Calorías: 873; grasas totales: 75 g; carbohidratos: 46 g; carbohidratos netos: 15 g; fibra: 30 g; proteína: 15 g

POR PORCIÓN

Calorías: 437; grasas totales: 38 g; carbohidratos: 23 g; carbohidratos netos: 8 g; fibra: 15 g; proteína: 8 g

1. En un procesador de alimentos (o una licuadora), procesa la leche de coco, la estevia y la vainilla hasta que la mezcla comience a espesarse.

2. Agrega las zarzamoras y procesa hasta que se mezclen por completo y la leche tome un color morado. Incorpora las semillas de chía y revuelve.

3. Divide la mezcla entre dos tazones pequeños con tapa y refrigérala durante toda la noche antes de servir (o 3 días como máximo).

Consejo para cocinar. La primera vez que preparé esta receta intenté batir la mezcla a mano en un tazón, en lugar de usar un procesador de alimentos o una licuadora, asumiendo que se espesaría durante la noche, pero no fue así. Usar el procesador o la licuadora es esencial.

FRITTATA DE CERDO

Me encantan las *frittatas*. Solía hacerlas todo el tiempo con queso, pero un día se me acabó y decidí añadir solo crema espesa para batir. La receta resultó tan esponjosa y deliciosa que nunca la volví a hacer de otra manera. Para esta receta uso manteca de cerdo natural, disponible en Fatworks, así como en la mayoría de las carnicerías. También puedes usar la manteca del tocino.

30 MINUTOS

Rinde: 4 porciones
Preparación: 5 minutos
Cocción: 25 minutos

1 cucharadita de mantequilla o manteca de cerdo

8 huevos grandes

1 taza de crema espesa (para batir)

Sal rosada del Himalaya

Pimienta negra recién molida

4 onzas de panceta picada

2 onzas de *prosciutto* rebanado finamente

1 cucharada de eneldo fresco, picado

POR PREPARACIÓN

Calorías: 1747; grasas totales: 154 g; carbohidratos: 10 g; carbohidratos netos: 10 g; fibra: 0 g; proteína: 83 g

POR PORCIÓN

Calorías: 437; grasas totales: 391 g; carbohidratos: 3 g; carbohidratos netos: 3 g; fibra: 0 g; proteína: 21 g

1. Precalienta el horno a 375 °F. Engrasa con mantequilla un molde para horno de 9 x 13 pulgadas.

2. En un tazón grande, bate los huevos y la crema juntos. Sazona con sal rosada del Himalaya y pimienta. Bate para mezclar.

3. Vierte la mezcla de huevo en el molde ya preparado. Esparce la panceta encima, distribuyéndola uniformemente.

4. Troza el *prosciutto* y acomódalo encima. Luego esparce el eneldo.

5. Hornéalo alrededor de 25 minutos o hasta que los bordes se doren y los huevos estén cocidos.

6. Pasa el molde a una rejilla para enfriar durante 5 minutos.

7. Divide en 4 porciones y sirve caliente.

Consejo para cocinar. En esta receta puedes usar un molde para *muffins* engrasado y preparar porciones individuales más pequeñas. Solo asegúrate de distribuir todos los ingredientes de manera uniforme entre los tazones del molde.

VARIACIONES

Lo mejor de la *frittata* es que puedes añadirle muchos más ingredientes. Estas son algunas variaciones que puedes probar, pero diviértete creando tus propias combinaciones a partir de lo que tengas en el refrigerador:

- Salchicha frita y espinacas frescas.
- Tocino picado, hongos frescos rebanados y espinacas frescas.
- Aceitunas negras rebanadas, pimientos rojos rebanados y perejil fresco picado.
- Jamón picado, pimientos verdes rebanados y cebolletas rebanadas.

TORRE DE SALCHICHA PARA DESAYUNAR

Lo mejor de los desayunos cetogénicos es la cantidad de ingredientes sencillos que puedes mezclar para obtener la perfecta preparación llena de grasa. Las hamburguesas de salchicha con puré de aguacate y un suave huevo estrellado encima son el comienzo perfecto para la mañana.

30 MINUTOS

Rinde: 2 porciones
Preparación: 10 minutos
Cocción: 15 minutos

8 onzas de cerdo molido
½ cucharadita de ajo en polvo
½ cucharadita de cebolla en polvo
2 cucharadas de *ghee*, divididas
2 huevos grandes
1 aguacate
Sal rosada del Himalaya
Pimienta negra recién molida

POR PREPARACIÓN

Calorías: 1066; grasas totales: 88 g; carbohidratos: 14 g; carbohidratos netos: 5 g; fibra: 9 g; proteína: 57 g

POR PORCIÓN

Calorías: 533; grasas totales: 44 g; carbohidratos: 7 g; carbohidratos netos: 3 g; fibra: 5 g; proteína: 29 g

1. Precalienta el horno a 375 °F.
2. En un tazón mediano, mezcla bien el cerdo molido, el ajo en polvo y la cebolla en polvo. Forma 2 tortitas con la mezcla.
3. En una sartén mediana, a fuego medio-alto, derrite 1 cucharada de *ghee*.
4. Añade las hamburguesas de salchicha y cocínalas durante 2 minutos de cada lado, hasta que se doren.
5. Pasa las hamburguesas a una placa para horno. Hornéalas durante 8 o 10 minutos, hasta que estén completamente cocidas.
6. Agrega la cucharada restante de *ghee* a la sartén. Cuando esté caliente, rompe los huevos y échalos en la sartén. Cocínalos sin mover alrededor de 3 minutos, hasta que las claras estén opacas y las yemas firmes.
7. Mientras, en un tazón pequeño, machaca el aguacate.
8. Sazona los huevos con sal rosada del Himalaya y pimienta.
9. Saca las hamburguesas de salchicha del horno.
10. Coloca cada hamburguesa en un plato caliente. Esparce la mitad del puré de aguacate encima de cada una y cúbrelas con un huevo frito. Sirve caliente.

Consejo sobre sustituciones. Puedes usar hamburguesas de salchicha precocidas y congeladas para un desayuno todavía más rápido. Solo asegúrate de que no tengan azúcares añadidos.

HUEVOS REVUELTOS PICANTES

Los huevos revueltos son uno de esos platillos que puedes preparar con una gran variedad de ingredientes. Este platillo está inspirado en sabores mexicanos, pero fácilmente puedes prepararlo con sabores de la cocina italiana o mediterránea. El chorizo mexicano, un tipo de salchicha especiada, provee la base de carne con gusto ácido de este sencillo desayuno que, junto con los huevos cremosos, el queso y las cebolletas, te dejará satisfecho durante horas. Yo uso queso Pepper Jack para hacerlo más picante.

30 MINUTOS

Rinde: 2 porciones

Preparación: 5 minutos

Cocción: 10 minutos

2 cucharadas de *ghee*

6 onzas de chorizo mexicano u otra salchicha especiada

6 huevos grandes

2 cucharadas de crema espesa (para batir)

Sal rosada del Himalaya

Pimienta negra recién molida

½ taza de queso rallado, como Pepper Jack, dividida

½ taza de cebolletas picadas, las partes blanca y verde

POR PREPARACIÓN

Calorías: 1700; grasas totales: 139 g; carbohidratos: 13 g; carbohidratos netos: 11 g; fibra: 1 g; proteína: 91 g

POR PORCIÓN

Calorías: 850; grasas totales: 70 g; carbohidratos: 7 g; carbohidratos netos: 6 g; fibra: 1 g; proteína: 46 g

1. En una sartén grande, a fuego medio-alto, derrite el *ghee*. Añade el chorizo y saltéalo, permitiendo que se dore por unos 6 minutos, hasta que esté completamente cocido.
2. En un tazón mediano, bate los huevos hasta formar espuma.
3. Agrega la crema y sazona con sal rosada del Himalaya y pimienta. Bate para mezclar bien.
4. Deja la grasa en la sartén, mueve el chorizo hacia un costado y agrega la mezcla de huevo en el otro. Cocina los huevos alrededor de 3 minutos, hasta que estén casi cocidos.
5. Cuando los huevos estén casi listos, agrega la mitad del queso rallado.
6. Revuelve los huevos y el chorizo en la sartén. Esparce encima el resto del queso rallado y las cebolletas.
7. Sirve caliente en dos platos.

Consejo sobre sustituciones. Si no puedes encontrar chorizo mexicano, puedes usar carne de res molida y especias, como ajo en polvo, comino y orégano.

VARIACIONES

Para llevar estos huevos revueltos al siguiente nivel, puedes agregarles algunos ingredientes que incrementen los sabores y añadan grasa saludable:

- Sirve encima ½ aguacate rebanado, un chile jalapeño picado y 1 cucharada de crema agria.
- Sirve encima 1 cucharada de salsa, 1 cucharada de aceitunas negras rebanadas y 1 cucharada de hojas de cilantro frescas, picadas.

TAZONES DE HUEVO CON TOCINO Y JALAPEÑO

Los tazones de tocino y huevo son el desayuno cetogénico perfecto, una merienda o incluso una guarnición. El tocino crujiente del exterior, mezclado con la cremosidad de los huevos en medio y el sabor del jalapeño harán que empieces tu día con fuerza. El queso crema mezclado con trozos de chile jalapeño provee la cantidad precisa de picor.

30 MINUTOS

Rinde: 6 tazones de huevo
Preparación: 5 minutos
Cocción: 25 minutos

Para el tocino

6 rebanadas de tocino
1 cucharada de mantequilla

Para los huevos

2 chiles jalapeños
4 huevos grandes
2 onzas de queso crema a temperatura ambiente
Sal rosada del Himalaya
Pimienta negra recién molida
¼ de taza de mezcla mexicana de quesos

POR PREPARACIÓN

Calorías: 955; grasas totales: 80 g; carbohidratos: 7 g; carbohidratos netos: 6 g; fibra: 1 g; proteína: 53 g

POR PORCIÓN

Calorías: 159; grasas totales: 13 g; carbohidratos: 1 g; carbohidratos netos: 0 g; fibra: 0 g; proteína: 9 g

PARA PREPARAR EL TOCINO

1. Precalienta el horno a 375 °F.

2. Mientras esperas por el horno, calienta una sartén grande a fuego medio-alto. Añade las rebanadas de tocino y cocínalas parcialmente, alrededor de 4 minutos. Pasa el tocino a un plato con toallas de papel.

3. Engrasa seis tazones de un molde estándar para *muffins* con la mantequilla. Acomoda una rebanada de tocino parcialmente cocido en cada tazón para cubrir los costados.

PARA PREPARAR LOS HUEVOS

1. Corta un chile jalapeño longitudinalmente, desvénalo y pícalo finamente. Corta el otro jalapeño en aros y desecha las semillas. Resérvalos.

2. En un tazón mediano, bate muy bien los huevos con una batidora de mano. Agrega el queso crema y el jalapeño picado, sazona con sal rosada del Himalaya y pimienta, y bate de nuevo para mezclar.

3. Vierte la mezcla de huevo en los moldes de panecillos preparados; llénalos hasta dos tercios de su capacidad, dejando espacio para que suban.

4. Cubre cada tazón con un poco de queso rallado y un aro de jalapeño y hornéalos durante 20 minutos.

5. Déjalos enfriar 10 minutos y sirve caliente.

Consejo sobre sustituciones. Si no tienes jalapeños disponibles o no te gusta la comida picante, puedes usar pimientos morrones o alguna verdura de textura crujiente, como los espárragos.

PICADILLO DE COLIFLOR, TOCINO Y HUEVO

No necesitas papas para preparar un delicioso picadillo en el desayuno. La coliflor, una verdura baja en carbohidratos, es un gran sustituto. En esta receta de picadillo convertí el clásico desayuno de huevos con tocino en un platillo fácil, completo y que puedes preparar en una sola sartén.

30 MINUTOS

UNA SARTÉN

Rinde: 2 porciones
Preparación: 5 minutos
Cocción: 15 minutos

6 rebanadas de tocino

½ cabeza de coliflor cortada en floretes pequeños

2 dientes de ajo picados finamente

1 cebolla mediana, picada

4 huevos grandes

1 cucharada de aceite de oliva, si es necesario

Sal rosada del Himalaya

Pimienta negra recién molida

POR PREPARACIÓN

Calorías: 790; grasas totales: 54 g; carbohidratos: 29 g; carbohidratos netos: 21 g; fibra: 8 g; proteína: 50 g

POR PORCIÓN

Calorías: 395; grasas totales: 27 g; carbohidratos: 15 g; carbohidratos netos: 11 g; fibra: 4 g; proteína: 25 g

1. En una sartén grande, a fuego medio-alto, cocina el tocino por ambos lados hasta que esté crujiente (8 minutos, aproximadamente). Pasa el tocino a un plato con toallas de papel para absorber la grasa y déjalo enfriar 5 minutos. Pásalo a una tabla y pícalo.

2. Baja la flama a fuego medio y añade la coliflor, el ajo y la cebolla a la grasa de tocino en la sartén. Saltéalos 5 minutos. Si la sartén se seca, añade el aceite de oliva. Los floretes de coliflor deben dorarse antes de añadir los huevos.

3. Con una cuchara, forma 4 pozos en la mezcla de la sartén y rompe un huevo en cada uno. Sazona los huevos y el picadillo con sal rosada del Himalaya y pimienta. Cocina los huevos hasta que estén firmes (3 minutos, aproximadamente).

4. Esparce el tocino picado encima de la mezcla y sirve caliente.

Consejo sobre los ingredientes. Yo compro floretes de coliflor ya cortados en Trader Joe's para ahorrar tiempo en la preparación.

TOCINO, ESPINACAS Y AGUACATE ENVUELTOS EN HUEVO

Una mañana, estaba pensando preparar un omelet cuando se me ocurrió hacer un envuelto de huevo. La mezcla de huevo se cocina como un omelet plano y sirve como crepa o tortilla para envolver los demás ingredientes. Puedes ser creativo con los ingredientes. En este caso, usé tocino, espinacas y aguacate.

30 MINUTOS

Rinde: 2 porciones
Preparación: 10 minutos
Cocción: 10 minutos

6 rebanadas de tocino

2 huevos grandes

2 cucharadas de crema espesa (para batir)

Sal rosada del Himalaya

Pimienta negra recién molida

1 cucharada de mantequilla, si es necesario

1 taza de espinacas frescas (u otras hojas verdes que prefieras)

½ aguacate rebanado

POR PREPARACIÓN

Calorías: 672; grasas totales: 57 g; carbohidratos: 9 g; carbohidratos netos: 4 g; fibra: 5 g; proteína: 33 g

POR PORCIÓN

Calorías: 336; grasas totales: 29 g; carbohidratos: 5 g; carbohidratos netos: 2 g; fibra: 3 g; proteína: 17 g

1. En una sartén mediana, a fuego medio-alto, cocina el tocino por ambos lados hasta que esté crujiente (8 minutos, aproximadamente). Pasa el tocino a un plato con toallas de papel.

2. En un tazón mediano, bate los huevos y la crema, y sazona con sal rosada del Himalaya y pimienta. Bate de nuevo para mezclar.

3. Añade la mitad de la mezcla de huevo a la sartén con la grasa del tocino.

4. Cocina la mezcla de huevo alrededor de 1 minuto o hasta que esté firme. Luego, voltéala con una espátula y cocina el otro lado durante 1 minuto.

5. Pasa la mezcla de huevo cocida a un plato con toallas de papel para absorber el resto de la grasa.

6. Repite los pasos 4 y 5 para la otra mitad de la mezcla de huevo. Si la sartén se seca, añade la mantequilla.

7. Coloca cada mezcla de huevo cocida en un plato caliente. Acomoda la mitad de las espinacas, el tocino y las rebanadas de aguacate encima.

8. Sazona con sal y pimienta, y enrolla el huevo. Sirve caliente.

Consejo sobre sustituciones. También puedes preparar estos envueltos sin lácteos, eliminando la crema espesa. Solo tienes que agregar un huevo más.

VARIACIONES

Los envueltos de huevo son una base sencilla para distintas combinaciones de sabores:

- La lechuga romana picada provee una agradable textura crujiente para acompañar la combinación tradicional de tocino y tomate.
- Para añadir picor, agrega jalapeños o salsa picante a tu mezcla de huevo, junto con salchichas y queso rallado.

ROLLOS DE SALMÓN AHUMADO Y QUESO CREMA

Los rollos de salmón se consideran comúnmente bocadillos, pero también son un delicioso desayuno. Estos están inspirados en el *bagel* de salmón ahumado, pero sin los carbohidratos.

30 MINUTOS

UNA OLLA

SIN COCCIÓN

Rinde: 2 porciones

Preparación: 25 minutos

4 onzas de queso crema a temperatura ambiente

1 cucharadita de ralladura de limón amarillo

1 cucharadita de mostaza Dijon

2 cucharadas de cebolletas picadas, las partes blanca y verde

Sal rosada del Himalaya

Pimienta negra recién molida

1 paquete (4 onzas) de salmón ahumado en frío (12 rebanadas aproximadamente)

POR PREPARACIÓN

Calorías: 536; grasas totales: 44 g; carbohidratos: 8 g; carbohidratos netos: 6 g; fibra: 2 g; proteína: 28 g

POR PORCIÓN

Calorías: 268; grasas totales: 22 g; carbohidratos: 4 g; carbohidratos netos: 3 g; fibra: 1 g; proteína: 14 g

1. Agrega el queso crema, la ralladura de limón, la mostaza y las cebolletas al procesador de alimentos (o la licuadora) y sazona con sal rosada del Himalaya y pimienta. Procesa hasta mezclar por completo y obtener una textura suave.

2. Esparce la mezcla de queso crema sobre cada rebanada de salmón ahumado y enróllalo. Coloca los rollos en un plato, con la unión hacia abajo.

3. Sirve de inmediato o refrigéralos envueltos en plástico o en un contenedor con tapa (3 días como máximo).

Consejo sobre sustituciones. Puedes sustituir las cebolletas con eneldo fresco picado o alcaparras.

HUEVOS CON TOCINO Y COLES DE BRUSELAS

Supongo que las coles de Bruselas no han estado antes en tu menú de desayuno. Tampoco lo estaban en el mío, pero ahora me encantan a toda hora del día, pues cuando las mezclas con huevo y tocino, se vuelven un desayuno perfecto: saludable, hermoso y muy fácil de preparar.

30 MINUTOS

Rinde: 2 porciones
Preparación: 5 minutos
Cocción: 20 minutos

½ libra de coles de Bruselas limpias, podadas y cortadas a la mitad

1 cucharada de aceite de oliva

Sal rosada del Himalaya

Pimienta negra recién molida

Spray antiadherente para cocinar

6 rebanadas de tocino picadas

4 huevos grandes

1 pizca de hojuelas de chile de árbol

2 cucharadas de queso parmesano rallado

POR PREPARACIÓN

Calorías: 802; grasas totales: 7 g; carbohidratos: 23 g; carbohidratos netos: 14 g; fibra: 9 g; proteína: 54 g

POR PORCIÓN

Calorías: 401; grasas totales: 29 g; carbohidratos: 12 g; carbohidratos netos: 7 g; fibra: 5 g; proteína: 27 g

1. Precalienta el horno a 400 °F.
2. En un tazón mediano, revuelve las coles de Bruselas con el aceite de oliva y sazona con sal rosada del Himalaya y pimienta.
3. Engrasa una bandeja para horno de 9 x 13 pulgadas con spray antiadherente.
4. Acomoda las coles de Bruselas y el tocino en la bandeja y rostízalas durante 12 minutos.
5. Saca la bandeja del horno y revuelve las coles de Bruselas y el tocino. Con una cuchara, crea 4 pozos en la mezcla.
6. Con cuidado, rompe un huevo en cada pozo.
7. Sazona los huevos con sal rosada del Himalaya, pimienta negra y hojuelas de chile de árbol.
8. Esparce el queso parmesano sobre las coles de Bruselas y los huevos.
9. Cocina en el horno 8 minutos más o hasta que los huevos estén cocidos a tu preferencia, y sirve.

Consejo sobre sustituciones. Puedes omitir el queso parmesano y usar tus nueces saladas favoritas, picadas.

ENSALADA DE LECHUGA Y TOCINO PARA DESAYUNAR

Las ensaladas no son solo para la comida o la cena. Una ensalada suculenta puede ser una magnífica forma de comenzar cualquier día y son fáciles y rápidas de preparar. En lo personal, puedo comerme un huevo suave y rebosante sobre cualquier cosa, y si está mezclado con la cremosidad del aguacate y la textura crujiente del tocino, es la forma perfecta de empezar el día.

30 MINUTOS

Rinde: 2 porciones
Preparación: 10 minutos
Cocción: 5 minutos

2 huevos grandes

5 onzas de mezcla de hojas verdes orgánicas

2 cucharadas de aceite de oliva

Sal rosada del Himalaya

Pimienta negra recién molida

1 aguacate rebanado finamente

5 tomates uva cortados a la mitad

6 rebanadas de tocino cocidas y picadas

POR PREPARACIÓN

Calorías: 890; grasas totales: 77 g; carbohidratos: 36 g; carbohidratos netos: 7 g; fibra: 12 g; proteína: 36 g

POR PORCIÓN

Calorías: 445; grasas totales: 39 g; carbohidratos: 18 g; carbohidratos netos: 4 g; fibra: 6 g; proteína: 18 g

1. Llena una olla pequeña con agua y caliéntala a fuego alto hasta que hierva. Sumerge los huevos para pasarlos por agua, baja la flama a fuego medio-alto y cocínalos alrededor de 6 minutos.

2. Mientras se cuecen los huevos, revuelve las hojas verdes con el aceite de oliva y sazónalas con sal rosada del Himalaya y pimienta. Divide las hojas verdes aderezadas entre dos tazones.

3. Cubre las hojas verdes con las rebanadas de aguacate, los tomates uva y el tocino.

4. Cuando los huevos estén listos, pélalos, córtalos a la mitad y acomoda dos mitades encima de cada ensalada. Sazona con más sal rosada del Himalaya y pimienta, y sirve.

Consejo sobre sustituciones. Espinacas frescas o *kale* fresco, sin tallos y frotado con aceite de oliva para suavizarlo, también serían opciones deliciosas como base para esta ensalada.

NIDO DE QUESO, HUEVO Y ESPINACAS

Los nidos de huevo con queso son uno de los desayunos más sencillos y visualmente impresionantes que puedes preparar. En la sartén, rodea un par de huevos fritos con queso para combinar el borde crujiente del queso con la yema suave del huevo. Decoré el nido con aguacate, espinaca y queso parmesano para obtener una deliciosa mezcla de sabor y textura.

30 MINUTOS

UNA SARTÉN

VEGETARIANA

Rinde: 1 porción

Preparación: 5 minutos

Cocción: 10 minutos

1 cucharada de aceite de oliva

2 huevos grandes

Sal rosada del Himalaya

Pimienta negra recién molida

½ taza de queso *mozzarella* rallado

½ aguacate picado

¼ de taza de espinacas frescas picadas

1 cucharada de queso parmesano rallado

POR PORCIÓN

Calorías: 563; grasas totales: 46 g; carbohidratos: 9 g; carbohidratos netos: 4 g; fibra: 5 g; proteína: 31 g

1. Calienta el aceite de oliva en una sartén mediana a fuego medio-alto.
2. Rompe los huevos en la sartén, uno junto al otro.
3. Sazona los huevos con sal rosada del Himalaya y pimienta.
4. Cuando las claras estén firmes, después de 2 minutos, aproximadamente, esparce el queso *mozzarella* alrededor de los huevos, por toda la orilla.
5. Añade el aguacate y las espinacas al nido de queso.
6. Esparce el queso parmesano sobre los huevos y el queso.
7. Cocínalo hasta que los bordes de queso *mozzarella* empiecen a dorarse y adopten una textura crujiente: entre 7 y 10 minutos.
8. Sirve el nido en un plato caliente y disfruta.

Consejo sobre sustituciones. Puedes usar perejil italiano fresco en lugar de espinacas.

HUEVOS CON AGUACATE Y *KALE*

Este platillo lleva hongos y *kale* para darle una base suculenta a las grasas saludables de los huevos y el aguacate. Los platillos con huevo, en una sola sartén, son de mis favoritos porque me encanta la forma en que se complementan los sabores. Al usar verduras bajas en carbohidratos en lugar de opciones con muchos almidones, tendrás los nutrientes necesarios para empezar tu día sin pesadez.

30 MINUTOS

VEGETARIANA

Rinde: 2 porciones

Preparación: 5 minutos

Cocción: 10 minutos

2 cucharadas de aceite de oliva, divididas

2 tazas de hongos rebanados

5 onzas de *kale* fresco, sin tallos y cortado en tiras

1 aguacate rebanado

4 huevos grandes

Sal rosada del Himalaya

Pimienta negra recién molida

POR PREPARACIÓN

Calorías: 813; grasas totales: 68 g; carbohidratos: 26 g; carbohidratos netos: 12 g; fibra: 13 g; proteína: 35 g

POR PORCIÓN

Calorías: 407; grasas totales: 34 g; carbohidratos: 13 g; carbohidratos netos: 6 g; fibra: 7 g; proteína: 18 g

1. Calienta 1 cucharada de aceite de oliva en una sartén grande a fuego medio.

2. Añade los hongos a la sartén y saltéalos alrededor de 3 minutos.

3. En un tazón mediano, frota el *kale* con la cucharada restante de aceite de oliva durante 1 o 2 minutos para ayudar a suavizarlo. Añade el *kale* a la sartén encima de los hongos y luego colócale rebanadas de aguacate encima.

4. Con una cuchara, crea 4 pozos para los huevos. Rompe un huevo en cada pozo. Sazona los huevos y el *kale* con sal rosada del Himalaya y pimienta.

5. Tapa la sartén y déjalos cocinar aproximadamente 5 minutos, o hasta que los huevos estén listos a tu gusto.

6. Sirve caliente.

Consejo sobre sustituciones. Si gustas, puedes añadir espárragos, tomates u otra verdura cetogénica al *kale*.

HAMBURGUESA CON HUEVO PARA DESAYUNAR

Comer una hamburguesa en el desayuno es simplemente divertido y te hace sentir un poco rebelde. ¡Y todos sabemos que un huevo mejora una hamburguesa mucho más! Los huevos de libre pastoreo de Vital Farms son mis favoritos. Esta hamburguesa lleva tocino frito encima, queso *cheddar* derretido y mayonesa de Sriracha (página 168), creando un festín perfecto para el desayuno. Si no tengo mayonesa de Sriracha preparada, muchas veces uso Spicy Red Pepper Miso Mayo, que está hecha sin lácteos.

30 MINUTOS

UNA SARTÉN

Rinde: 2 porciones

Preparación: 5 minutos

Cocción: 15 minutos

4 rebanadas de tocino

6 onzas de carne de res molida

Sal rosada del Himalaya

Pimienta negra recién molida

2 cucharadas de mantequilla

2 huevos grandes

2 rebanadas de queso *cheddar*

1 cucharada de mayonesa de Sriracha (página 168)

POR PREPARACIÓN

Calorías: 1155; grasas totales: 95 g; carbohidratos: 3 g; carbohidratos netos: 3 g; fibra: 0 g; proteína: 68 g

POR PORCIÓN

Calorías: 578; grasas totales: 48 g; carbohidratos: 2 g; carbohidratos netos: 2 g; fibra: 0 g; proteína: 34 g

1. En una sartén grande, a fuego medio-alto, cocina el tocino por ambos lados hasta que esté crujiente (8 minutos, aproximadamente). Pasa el tocino a un plato con toallas de papel.

2. Haz dos tortitas con la carne de res molida. Usa un vaso pequeño o un cortador de galletas para cortar la parte de en medio de cada una (como si fuera una dona). Saca la carne y añádela a los bordes de las dos hamburguesas. Sazona la carne con sal rosada del Himalaya y pimienta.

3. En la sartén, todavía a fuego medio-alto, derrite la mantequilla. Añade las hamburguesas, cocínalas por un lado durante 2 minutos y luego voltéalas.

4. Rompe un huevo en medio de cada hamburguesa y cocínalo hasta que las claras estén firmes (entre 1 y 2 minutos). Sazona los huevos con sal rosada del Himalaya y pimienta.

5. Cubre cada huevo con 1 rebanada de queso *cheddar*, apaga la flama y tapa la sartén alrededor de 2 minutos para derretir el queso.

6. Pasa las hamburguesas a dos platos. Decora cada una con rebanadas de tocino y un poco de mayonesa de Sriracha y sirve.

Consejo sobre sustituciones. Puedes sustituir el queso *cheddar* por aguacate y la mantequilla por aceite de oliva si no comes lácteos.

"PASTEL" DE PANQUEQUES

¿Hacer panqueques sin tener que estar frente a una sartén o una parrilla para voltearlos? ¡Me apunto! Este "pastel" usa mi receta para panqueques con queso crema y harina de coco (página 46), pero empleando un recipiente más grande para el horno. El resultado es un pastel de panqueques ligero y esponjoso que puedes decorar con mantequilla y jarabe bajo en carbohidratos. Si quieres añadir otros sazonadores o ingredientes, ve la lista de variaciones en la página 47.

30 MINUTOS

VEGETARIANA

Rinde: 4 porciones
Preparación: 5 minutos
Cocción: 20 minutos

4 cucharadas de mantequilla, más la necesaria para el molde y para decorar el pastel

8 huevos grandes

8 onzas de queso crema a temperatura ambiente

4 cucharaditas de estevia líquida

3 cucharaditas de polvo para hornear

½ taza de harina de coco

POR PREPARACIÓN

Calorías: 2009; grasas totales: 172 g; carbohidratos: 51 g; carbohidratos netos: 31 g; fibra: 20 g; proteína: 72 g

POR PORCIÓN

Calorías: 502; grasas totales: 43 g; carbohidratos: 13 g; carbohidratos netos: 8 g; fibra: 5 g; proteína: 18 g

1. Precalienta el horno a 425 °F. Engrasa un molde para horno con mantequilla.

2. En un procesador de alimentos (o una licuadora), procesa los huevos, el queso crema, la estevia, el polvo para hornear y la harina de coco hasta combinarlos por completo.

3. Agrega otros ingredientes (ve las variaciones de la página 47) si lo deseas.

4. Esparce las 4 cucharadas de mantequilla por el molde preparado.

5. Mete el molde al horno durante 2 o 3 minutos para derretir la mantequilla. Deja que burbujee, pero asegúrate de que no se dore ni se queme. Saca el molde del horno.

6. Vierte la masa en el molde.

7. Hornéalo 15 minutos, aproximadamente, o hasta que introduzcas un cuchillo en el centro del pastel y salga limpio.

8. Deja el pastel sobre una rejilla para enfriar y derrítele algunas cucharadas más de mantequilla encima si gustas.

9. Corta el pastel de panqueques en 4 piezas y sírvelo caliente.

Consejo sobre los ingredientes. Yo siempre añado 2 cucharaditas de extracto de vainilla y 2 cucharaditas de canela molida a la masa, pase lo que pase.

WAFFLES O PANQUEQUES DE HARINA DE COCO Y QUESO CREMA

Experimenté con varios panqueques con queso crema antes de decidirme por este. Estos panqueques tienen esa textura esponjosa auténtica. Puedes usar la masa en una sartén o una parrilla para hacer panqueques o en una waflera.

30 MINUTOS

VEGETARIANA

Rinde: 2 porciones (6 panqueques, 3 *waffles*)

Preparación: 5 minutos

Cocción: 10 minutos

4 huevos grandes

4 onzas de queso crema a temperatura ambiente

1 cucharadita de estevia líquida

1½ cucharaditas de polvo para hornear

4 cucharadas de harina de coco

4 cucharadas de mantequilla, divididas

Espray antiadherente para cocinar (para los *waffles*)

POR PREPARACIÓN

Calorías: 1208; grasas totales: 109 g; carbohidratos: 26 g; carbohidratos netos: 16 g; fibra: 10 g; proteína: 36 g

POR PORCIÓN

Calorías: 604; grasas totales: 55 g; carbohidratos: 13 g; carbohidratos netos: 8 g; fibra: 5 g; proteína: 18 g

PARA PREPARAR PANQUEQUES

1. En un procesador de alimentos (o una licuadora), procesa los huevos, el queso crema, la estevia, el polvo para hornear y la harina de coco hasta combinarlos completamente.
2. Añade otros ingredientes (ve variaciones) si lo deseas.
3. En una sartén grande, a fuego medio-alto, derrite 2 cucharadas de mantequilla, moviendo la sartén para esparcirla uniformemente en el fondo.
4. Vierte la masa en la sartén en porciones de ¼ de taza para hacer 3 panqueques (de 4 pulgadas).
5. Cuando los panqueques estén esponjosos, será momento de voltearlos (después de 2 minutos, aproximadamente). (No les saldrán burbujas de aire, como un panqueque común, pero sí estarán firmes). Cocínalos alrededor de 1 minuto más, hasta que se doren ligeramente.
6. Repite la operación con las otras 2 cucharadas de mantequilla y el resto de la masa.
7. Sirve caliente.

PARA PREPARAR WAFFLES

1. Precalienta la waflera a fuego medio-alto hasta que esté bien caliente.
2. En un procesador de alimentos (o una licuadora), mezcla los huevos, el queso crema, la estevia, el polvo para hornear y la harina de coco hasta combinarlos por completo.
3. Añade otros ingredientes (ve variaciones) si lo deseas.
4. Abre tu waflera y engrasa ambas partes con el espray antiadherente.
5. Vierte la masa en tres porciones para no cubrir toda la superficie de la waflera. No dejes que se acerque a los bordes o se derramará al cocerse.
6. Los *waffles* estarán listos cuando deje de salir vapor y estén ligeramente dorados y crujientes. El tiempo variará dependiendo de tu waflera.
7. Sírvelos calientes.

VARIACIONES

Usa una o más de las siguientes variaciones para personalizar tus panqueques o *waffles* con sazonadores y otros ingredientes, y así crear una delicia verdaderamente fabulosa:

- 2 cucharaditas de extracto de vainilla y una pizca de canela. Yo las añado cada vez que preparo esta mezcla de panqueques y *waffles*. Me encanta la canela molida, así que añado 1 cucharadita aproximadamente, pero puedes agregar tanta (o tan poca) como gustes.

- Lily's Dark Chocolate Premium Baking Chips.

- Moras: las zarzamoras y las frambuesas son las que menos carbohidratos tienen.

- Muele ½ taza de cortezas de cerdo fritas e incorpórala a la mezcla. Suena un poco extraño, ¿cierto? Pero es delicioso, y las cortezas añaden más sal a la masa y aumentan la textura crujiente, particularmente agradable en los *waffles*.

- Añade a la mezcla 1 o 2 cucharadas de tu mantequilla de nueces favorita para darles un sabor único a los panqueques. Marcas como Legendary Foods o Buff Bake tienen sabores especialmente deliciosos.

- Jarabe: Yo uso Walden Farms Calorie-Free Pancake Syrup. Tienen una variedad de mora azul que me gusta también. Caliento el jarabe con 1 cucharada de mantequilla para añadir más consistencia. A veces, incluso mezclo el jarabe de arce con el de mora azul. ¡Sabe delicioso! Pero en mi opinión, el jarabe caliente es mil veces mejor que el jarabe frío. Así que lo caliento en una olla pequeña a fuego lento.

QUESADILLA PARA DESAYUNAR

Mi hija, simplemente, adora estas quesadillas. Si se lo permitiera, las comería todos los días, pero por lo general las preparo una vez a la semana. Puedes usar huevos revueltos, pero a mí me gustan más los huevos fritos para que haya un poco de yema líquida en el medio. Para esta receta uso Mission Whole Wheat Low-Carb Tortillas, con 4 carbohidratos netos por tortilla.

30 MINUTOS

UNA SARTÉN

Rinde: 2 porciones

Preparación: 5 minutos

Cocción: 20 minutos

2 rebanadas de tocino

2 huevos grandes

Sal rosada del Himalaya

Pimienta negra recién molida

1 cucharada de aceite de oliva

2 tortillas bajas en carbohidratos

1 taza de mezcla mexicana de quesos, dividida

½ aguacate rebanado finamente

POR PREPARACIÓN

Calorías: 1138; grasas totales: 82 g; carbohidratos: 53 g; carbohidratos netos: 18 g; fibra: 35 g; proteína: 54 g

POR PORCIÓN

Calorías: 569; grasas totales: 41 g; carbohidratos: 27 g; carbohidratos netos: 9 g; fibra: 18 g; proteína: 27 g

1. En una sartén mediana, a fuego medio-alto, cocina el tocino por ambos lados hasta que se dore (8 minutos, aproximadamente). Pasa el tocino a un plato con toallas de papel y déjalo enfriar durante 5 minutos. Traslada el tocino a una tabla y pícalo.

2. Baja la flama a fuego medio y rompe los huevos en la sartén con la grasa del tocino. Sazona con sal rosada del Himalaya y pimienta.

3. Cocina los huevos 3 o 4 minutos o hasta que las claras estén firmes. Si quieres que las yemas estén firmes, puedes dejarlos más tiempo. Pasa los huevos fritos a un plato.

4. Vierte el aceite de oliva en la sartén caliente. Coloca la primera tortilla en la sartén.

5. Añade ½ taza de queso. Acomoda rebanadas de aguacate sobre el queso formando un círculo, pon encima ambos huevos fritos y el tocino picado. Luego, esparce el resto del queso y tápalo con la segunda tortilla.

6. Una vez que el queso del fondo se empiece a derretir y la tortilla se dore (después de 3 minutos, aproximadamente), voltea la quesadilla. Cocínala 2 minutos, aproximadamente, hasta que el fondo se dore.

7. Corta la quesadilla en rebanadas con un cortador para pizza o un cuchillo de cocina y sirve.

Consejo sobre sustituciones. Si tienes Tajín, una mezcla para sazonar, puedes usarla en lugar de la sal rosada del Himalaya y la pimienta para darle un buen sabor a chile, limón verde y sal.

MUFFINS DE QUESO CREMA

Se me ocurrió esta receta por azares del destino. Intentaba preparar *muffins* de crema agria, pero ya no tenía crema, así que decidí sustituirla por queso crema mezclado con crema espesa para batir. Resultaron tan deliciosos que, desde entonces, he disfrutado más esta receta.

30 MINUTOS

VEGETARIANA

Rinde: 6 *muffins*

Preparación: 10 minutos

Cocción: 10 minutos

4 cucharadas de mantequilla derretida, más la necesaria para el molde de *muffins*

1 taza de harina de almendra

¾ de cucharada de polvo para hornear

2 huevos grandes batidos ligeramente

2 onzas de queso crema mezclado con 2 cucharadas de crema espesa (para batir)

1 puñado de mezcla mexicana de quesos (rallados)

POR PREPARACIÓN

Calorías: 1483; grasas totales: 139 g; carbohidratos: 34 g; carbohidratos netos: 22 g; fibra: 12 g; proteína: 45 g

POR PORCIÓN

Calorías: 247; grasas totales: 23 g; carbohidratos: 6 g; carbohidratos netos: 4 g; fibra: 2 g; proteína: 8 g

1. Precalienta el horno a 400 °F. Engrasa seis tazones de un molde para *muffins* con mantequilla.

2. En un tazón pequeño, mezcla la harina de almendra y el polvo para hornear.

3. En un tazón mediano, revuelve los huevos, la mezcla de queso crema y crema espesa, el queso rallado y 4 cucharadas de mantequilla derretida.

4. Agrega la mezcla de harina a la mezcla de huevo y bate con una batidora de mano hasta que se combinen completamente.

5. Vierte la masa en el molde para *muffins* preparado.

6. Hornéalos durante 12 minutos o hasta que estén dorados por arriba. Sirve.

Consejo sobre sustituciones. Puedes usar almendras molidas en lugar de la harina de almendras. La mezcla solo tendrá más textura porque las almendras molidas están menos refinadas.

VARIACIONES

Esta mezcla para *muffins* de queso crema es una base fabulosa para añadir ingredientes dulces o salados:

- Agrega Trader Joe's Everything But the Bagel Seasoning encima de los *muffins* antes de hornearlos para darles un sabor salado, parecido a las semillas de ajonjolí, y más textura.

- Agrega chiles jalapeños picados a la mezcla para tener *muffins* picantes.

- Añade 1 cucharada de ralladura de limón amarillo y un puñado de moras azules a la mezcla para tener *muffins* más dulces.

Tres

Sopas y ensaladas suculentas

Las ensaladas pueden ser tus mejores amigas cuando estás en una dieta cetogénica. Solo necesitas saber de qué cuidarte. Muchas ensaladas empacadas o de restaurantes están cargadas de azúcar. En ocasiones, esta proviene de frutas con un alto contenido de azúcar o de frutas secas y, a veces, del aderezo dulce o las nueces caramelizadas. Quédate con muchas hojas verdes, grasas saludables, verduras bajas en carbohidratos, nueces altas en grasa y aderezos bajos en carbohidratos. Estos 5 ingredientes realmente llenarán tus ensaladas de la cantidad óptima de sabor y nutrición.

En cuanto a las sopas, hay muchas opciones para la dieta cetogénica. Si buscas algo suculento y consistente, elije cremas y sopas con queso y coliflor. Yo he estado preparando la crema de tomate y albahaca que aparece en este capítulo desde "AC" (antes de la cetosis) y todavía me encanta. Es sencilla y deliciosa.

Índice de recetas

CREMA DE TOMATE Y ALBAHACA

Mis padres siempre me piden que les prepare esta sopa cuando los visito. La sopa es tan fresca y cremosa que nunca más volverás a comer una sopa de lata.

30 MINUTOS

VEGETARIANA

Rinde: 4 porciones
Preparación: 5 minutos
Cocción: 15 minutos

1 lata (14.5 onzas) de tomates picados (yo uso Muir Glen Organic Tomatoes with Italian Herbs)

2 onzas de queso crema

¼ de taza de crema espesa (para batir)

4 cucharadas de mantequilla

¼ de taza de hojas de albahaca frescas, picadas

Sal rosada del Himalaya

Pimienta negra recién molida

POR PREPARACIÓN

Calorías: 957; grasas totales: 87 g; carbohidratos: 36 g; carbohidratos netos: 29 g; fibra: 6 g; proteína: 12 g

POR PORCIÓN

Calorías: 239; grasas totales: 22 g; carbohidratos: 9 g; carbohidratos netos: 7 g; fibra: 2 g; proteína: 3 g

1. Vierte los tomates y su jugo en un procesador de alimentos (o una licuadora) y procésalos hasta formar un puré suave.

2. En una olla mediana, cocina a fuego medio los tomates, el queso crema, la crema espesa y la mantequilla durante 10 minutos, removiendo ocasionalmente hasta que todo se derrita y esté bien mezclado.

3. Añade la albahaca y sazona con sal rosada del Himalaya y pimienta. Sigue moviendo durante 5 minutos más, hasta que adquiera una textura tersa. Si lo deseas, puedes usar una licuadora de inmersión para suavizar rápidamente la sopa.

4. Divide la sopa en cuatro tazones y sirve.

Consejo sobre los ingredientes. También puedes usar tomates naturales sin sazonar, picados, pero yo prefiero añadir más sabor usando los tomates sazonados a la italiana.

SOPA DE BRÓCOLI Y QUESO

Cuando la temperatura está por debajo de los 60 °F en Los Ángeles, siempre se me antoja una sopa caliente. La de brócoli y queso es una de esas sopas cetogénicas perfectas que sirven como platillo principal. Es deliciosa y te dejará satisfecho.

30 MINUTOS

UNA OLLA

VEGETARIANA

Rinde: 4 porciones

Preparación: 5 minutos

Cocción: 20 minutos

2 cucharadas de mantequilla

1 taza de floretes de brócoli picados finamente

1 taza de crema espesa (para batir)

1 taza de caldo de pollo o de verduras

Sal rosada del Himalaya

Pimienta negra recién molida

1 taza de queso rallado, reservando el necesario para decorar (yo uso *cheddar* curado)

POR PREPARACIÓN

Calorías: 1533; grasas totales: 149 g; carbohidratos: 17 g; carbohidratos netos: 15 g; fibra: 2 g; proteína: 40 g

POR PORCIÓN

Calorías: 383; grasas totales: 37 g; carbohidratos: 4 g; carbohidratos netos: 4 g; fibra: 1 g; proteína: 10 g

1. Derrite la mantequilla en una olla mediana a fuego medio.

2. Añade el brócoli y saltéalo en la mantequilla alrededor de 5 minutos, hasta que se suavice.

3. Agrega la crema y el caldo de pollo, moviendo constantemente. Sazona con sal rosada del Himalaya y pimienta. Cocina, moviendo ocasionalmente, entre 10 y 15 minutos, hasta que la sopa se espese.

4. Baja la flama a un fuego bajo y empieza a añadir el queso rallado. Reserva un poco del queso para decorar los tazones de sopa. (No lo añadas todo al mismo tiempo porque puede hacerse bola). Agrega pequeñas cantidades, despacio, moviendo constantemente.

5. Vierte la sopa en cuatro tazones, decora cada uno con el queso reservado y sirve.

Consejo sobre los ingredientes. Si prefieres una textura más suave, puedes usar una licuadora de inmersión y moler la sopa antes de agregar el queso.

VARIACIONES

Esta sopa es un lienzo cremoso y delicioso, perfecto para añadir otros sabores y texturas:

• Si prefieres una sopa un poco picante, puedes añadir ¼ de cucharadita de hojuelas de chile de árbol.

• Para darle más sabor, agrega 1 diente de ajo picado finamente y ¼ de cebolla picada cuando agregues el brócoli.

• Decorar con tocino picado (2 rebanadas fritas) le da un gran sabor a la sopa. Espárcelo encima.

CREMA DE COLIFLOR Y QUESO

Puedes usar coliflor en casi cualquier cosa. Las sopas no son una excepción. Esta es la versión keto de una sopa de papa, menos todos esos carbohidratos.

30 MINUTOS

UNA OLLA

Rinde: 4 porciones

Preparación: 5 minutos

Cocción: 20 minutos

1 cucharada de mantequilla

½ cebolla picada

2 tazas de coliflor molida/picada (yo la compro molida en Trader Joe's)

1 taza de caldo de pollo

2 onzas de queso crema

1 taza de crema espesa (para batir)

Sal rosada del Himalaya

Pimienta recién molida

½ taza de queso *cheddar* (yo uso *cheddar* curado)

POR PREPARACIÓN

Calorías: 1486; grasas totales: 140 g; carbohidratos: 34 g; carbohidratos netos: 24 g; fibra: 10 g; proteína: 34 g

POR PORCIÓN

Calorías: 372; grasas totales: 35 g; carbohidratos: 9 g; carbohidratos netos: 6 g; fibra: 3 g; proteína: 9 g

1. Derrite la mantequilla en una olla mediana a fuego medio. Agrega la cebolla y cocínala, removiendo ocasionalmente hasta que se suavice (5 minutos, aproximadamente).

2. Agrega la coliflor y el caldo de pollo, y permite que la mezcla hierva, moviendo de vez en cuando.

3. Baja la flama a fuego medio-bajo y déjala hervir suavemente hasta que la coliflor esté lo suficientemente suave y puedas molerla (10 minutos, aproximadamente).

4. Añade el queso crema y muele la mezcla.

5. Agrega la crema y usa una licuadora de inmersión para hacer puré la sopa (o puedes verterla en una licuadora, hacerla puré y luego devolverla a la olla para recalentarla un poco).

6. Sazona la sopa con sal rosada del Himalaya y pimienta.

7. Vierte la sopa en cuatro tazones, decora cada uno con el queso *cheddar* rallado y sirve.

Consejo sobre los ingredientes. Puedes usar floretes de brócoli en lugar de coliflor molida, pero necesitarás hervir suavemente la mezcla más tiempo antes de hacerla puré; alrededor de 15 o 20 minutos. También puedes usar caldo de verduras en lugar de caldo de pollo para una sopa vegetariana.

VARIACIONES

Como sucede con cualquier crema, agregarle ingredientes crujientes encima puede darle un contraste perfecto:

- Añade tocino frito y cebolletas picadas encima de la sopa junto con el queso.
- Añade salsa picante para darle más sabor.

SOPA CON PICADILLO

Esta sopa tiene mucho sabor gracias a la mezcla del sazonador para tacos y los tomates sazonados. La base es cremosa y rica. Es tan rica que incluso podrías hacer frituras con tortillas bajas en carbohidratos y usar esta deliciosa mezcla como salsa. Dorar la carne molida en la estufa contribuye a darle más sabor a la sopa.

Rinde: 4 porciones
Preparación: 5 minutos
Cocción: 4 horas 10 minutos

1 libra de carne de res molida
Sal rosada del Himalaya
Pimienta negra recién molida
2 tazas de caldo de carne (yo uso Kettle & Fire Bone Broth)
1 lata (10 onzas) de tomates picados (yo uso Rotel)
1 cucharada de sazonador para tacos
8 onzas de queso crema

POR PREPARACIÓN

Calorías: 1689; grasas totales: 132 g; carbohidratos: 22 g; carbohidratos netos: 19 g; fibra: 3 g; proteína: 99 g

POR PORCIÓN

Calorías: 422; grasas totales: 33 g; carbohidratos: 6 g; carbohidratos netos: 5 g; fibra: 1 g; proteína: 25 g

1. Con la olla interna en su lugar, precalienta la olla de cocción lenta en bajo.
2. Sobre la estufa, en una sartén mediana, saltea la carne de res a fuego medio-alto alrededor de 8 minutos, hasta que se dore, y sazónala con sal rosada del Himalaya y pimienta.
3. Añade la carne de res, el caldo de res, los tomates, el sazonador para tacos y el queso crema a la olla de cocción lenta.
4. Tápala y déjala cocinar en bajo durante 4 horas, removiendo ocasionalmente.
5. Sirve en cuatro tazones.

Consejo sobre los ingredientes. En lugar de carne molida, puedes usar salchicha picante.

SOPA DE CAMARONES CON *CURRY* DE COCO Y COLIFLOR

Los sabores orientales de este platillo alcanzan muchos niveles. Tienes las especias picantes de la pasta de *curry* rojo junto con la grasa cremosa de la leche de coco y, luego, los camarones jugosos y el cilantro fresco que le dan el toque final al platillo.

UNA OLLA

Rinde: 4 porciones
Preparación: 5 minutos
Cocción: 2 horas 15 minutos

8 onzas de agua

1 lata (13.5 onzas) de leche de coco entera, sin endulzar

2 tazas de coliflor molida/picada (yo la compro molida en Trader Joe's)

2 cucharadas de pasta de *curry* rojo

2 cucharadas de hojas de cilantro frescas, picadas, divididas

Sal rosada del Himalaya

Pimienta negra recién molida

1 taza de camarones (yo descongelo Trader Joe's Medium Cooked Shrimp, que ya vienen pelados y limpios, sin colas)

POR PREPARACIÓN

Calorías: 1074; grasas totales: 85 g; carbohidratos: 31 g; carbohidratos netos: 18 g; fibra: 13 g; proteína: 64 g

POR PORCIÓN

Calorías: 269; grasas totales: 21 g; carbohidratos: 8 g; carbohidratos netos: 5 g; fibra: 3 g; proteína: 16 g

1. Con la olla interna en su lugar, precalienta la olla de cocción lenta en alto.
2. Agrega el agua, la leche de coco, la coliflor molida, la pasta de *curry* y 1 cucharada de cilantro picado, y sazona con sal rosada del Himalaya y pimienta. Revuelve para mezclar.
3. Tápala y cocínala en alto durante 2 horas.
4. Sazona los camarones con sal rosada del Himalaya y pimienta. Añádelos a la olla de cocción lenta y revuelve. Cocínalos durante 15 minutos más.
5. Sirve la sopa en cuatro tazones y decora con el cilantro picado restante.

Consejo sobre los ingredientes. También puedes preparar esta sopa con pechuga de pollo cocida, desmenuzada.

ENSALADA DE COLES DE BRUSELAS ROSTIZADAS CON QUESO PARMESANO

La diferencia entre este platillo y la mayoría de las coles de Bruselas es que solo estamos usando las hojas, lo que lo vuelve sumamente ligero. Las avellanas no son un ingrediente que utilice seguido, pero realmente tienen un papel principal en esta ensalada.

30 MINUTOS

VEGETARIANA

Rinde: 2 porciones
Preparación: 10 minutos
Cocción: 15 minutos

1 libra de coles de Bruselas
1 cucharada de aceite de oliva
Sal rosada del Himalaya
Pimienta negra recién molida
¼ de taza de queso parmesano rallado o en láminas
¼ de taza de avellanas enteras, sin piel

POR PREPARACIÓN

Calorías: 573; grasas totales: 37 g; carbohidratos: 46 g; carbohidratos netos: 26 g; fibra: 20 g; proteína: 27 g

POR PORCIÓN

Calorías: 287; grasas totales: 19 g; carbohidratos: 23 g; carbohidratos netos: 13 g; fibra: 10 g; proteína: 14 g

1. Precalienta el horno a 350 °F. Cubre una placa para horno con un tapete de silicona para horno o papel pergamino.

2. Corta la base y el centro de cada col de Bruselas con un cuchillo pequeño. Esto liberará las hojas. (Puedes reservar los centros y rostizarlos después si gustas).

3. Coloca las hojas en un tazón mediano. Puedes usar tus manos para desprender todas las hojas.

4. Cubre las hojas con el aceite de oliva y sazona con sal rosada del Himalaya y pimienta.

5. Extiende las hojas en una sola capa sobre la placa para horno. Ásalas durante unos 10 o 15 minutos, o hasta que se doren ligeramente y estén crujientes.

6. Divide las coles de Bruselas entre dos tazones, decora cada uno con queso parmesano y avellanas, y sirve.

Consejo sobre sustituciones. Si no tienes avellanas, usa almendras picadas.

ENSALADA DE TOCINO, LECHUGA Y TOMATE

Para mí, la crujiente lechuga iceberg con aderezo de queso azul es deliciosa por sí sola. ¿Pero cuando añades jugosos tomates uva y tocino crujiente? Simplemente es perfecta.

30 MINUTOS

UNA SARTÉN

Rinde: 2 porciones
Preparación: 10 minutos
Cocción: 10 minutos

4 rebanadas de tocino

½ cabeza de lechuga iceberg cortada a la mitad

2 cucharadas de aderezo de queso azul (yo uso Trader Joe's Chunky Blue Cheese Dressing & Dip)

¼ de taza de queso azul desmoronado

½ taza de tomates uva cortados a la mitad

POR PREPARACIÓN

Calorías: 555; grasas totales: 40 g; carbohidratos: 18 g; carbohidratos netos: 13 g; fibra: 6 g; proteína: 30 g

POR PORCIÓN

Calorías: 278; grasas totales: 20 g; carbohidratos: 9 g; carbohidratos netos: 7 g; fibra: 3 g; proteína: 15 g

1. En una sartén grande, a fuego medio-alto, cocina el tocino por ambos lados hasta que esté crujiente (8 minutos aproximadamente). Pasa el tocino a un plato con toallas de papel para que absorban la grasa y se enfríe durante 5 minutos. Transfiere el tocino a una tabla y pícalo.

2. Acomoda los cuartos de lechuga en dos platos. Decora cada uno con el aderezo de queso azul, el queso azul desmoronado, los tomates uva cortados y el tocino picado. Sirve.

Consejo sobre los ingredientes. Si tienes parrilla, puedes rociar cada uno de tus cuartos de lechuga iceberg con 1 cucharada de aceite de oliva, sazonarlos con sal rosada del Himalaya y pimienta y asar cada lado alrededor de 1 minuto para añadir un sabor ahumado. Luego, decora la lechuga como se indica.

ENSALADA DE HUEVO A LA MEXICANA

Siempre he sido fanática de la ensalada de huevo. También es una base magnífica para experimentar con distintos sabores y texturas. La frecura del cilantro y los jalapeños picados le añaden sabor a esta versión de la ensalada de huevo con aguacate. Además, para darle más textura, ¡servimos la ensalada de huevo sobre queso frito! Para un poco más de acidez, añade ½ cucharadita de sazonador Tajín y el jugo de ½ limón verde a la ensalada.

30 MINUTOS

VEGETARIANA

Rinde: 2 porciones
Preparación: 15 minutos
Cocción: 10 minutos

Para los huevos cocidos

4 huevos grandes

Para el queso frito

½ taza de queso rallado (yo uso la mezcla mexicana de quesos), dividida

Para la ensalada de huevo a la mexicana

1 jalapeño

1 aguacate cortado a la mitad

Sal rosada del Himalaya

Pimienta negra recién molida

2 cucharadas de cilantro fresco picado

POR PREPARACIÓN

Calorías: 718; grasas totales: 57 g; carbohidratos: 15 g; carbohidratos netos: 6 g; fibra: 10 g; proteína: 41 g

POR PORCIÓN

Calorías: 359; grasas totales: 29 g; carbohidratos: 8 g; carbohidratos netos: 3 g; fibra: 5 g; proteína: 21 g

1. Precalienta el horno a 350 °F.
2. Cubre una bandeja para horno con papel pergamino o con un tapete de silicona para horno.

PARA PREPARAR LOS HUEVOS COCIDOS

1. En una olla mediana, cubre los huevos con agua. Calienta la olla a fuego alto y espera a que hierva el agua. Cuando suelte el hervor, apaga la flama, tapa la olla y déjala sobre la estufa 10 o 12 minutos.
2. Usa una cuchara ranurada para sacar los huevos de la olla y pásalos por agua fría durante 1 minuto o sumérgelos en agua con hielo.
3. Suavemente, rompe los cascarones y pela los huevos. (Me gusta dejar el agua fría corriendo sobre mis manos mientras los pelo).

PARA PREPARAR EL QUESO FRITO

1. Mientras los huevos se cuecen, forma dos montículos (de ¼ de taza) con el queso rallado sobre la bandeja preparada anteriormente y hornéalos alrededor de 7 minutos o hasta que los bordes estén dorados y el centro se haya derretido por completo.
2. Saca las frituras de queso del horno y espera 5 minutos hasta que se enfríen. Estarán blandas al principio, pero se endurecerán al enfriarse.

PARA PREPARAR LA ENSALADA DE HUEVO A LA MEXICANA

1. En un tazón mediano, pica los huevos cocidos.
2. Quítale las semillas, las venas y el tallo al chile jalapeño y añádelo a los huevos.
3. Machaca el aguacate con un tenedor. Sazónalo con sal rosada del Himalaya y pimienta. Agrega el aguacate y el cilantro a los huevos y revuelve para combinar.
4. Coloca el queso frito en dos platos, cubre con ensalada de huevo y sirve.

ENSALADA DE *KALE*, QUESO AZUL Y TOCINO

Me encanta una ensalada de *kale* suavizada. Ablandar las hojas de *kale* con aceite de oliva rompe las fibras y hace que las hojas sean más suaves y fáciles de digerir. Sirve el *kale* con tocino, queso azul desmoronado y nueces pecanas, y tendrás una ensalada nutritiva, llena de texturas y sabores únicos.

30 MINUTOS

Rinde: 2 porciones
Preparación: 10 minutos
Cocción: 10 minutos

4 rebanadas de tocino

2 tazas de *kale* fresco, sin tallo, picado

1 cucharada de vinagreta (yo uso Primal Kitchen Greek Vinaigrette)

1 pizca de sal rosada del Himalaya

1 pizca de pimienta negra recién molida

¼ de taza de nueces pecanas

¼ de taza de queso azul desmoronado

POR PREPARACIÓN

Calorías: 706; grasas totales: 58 g; carbohidratos: 20 g; carbohidratos netos: 14 g; fibra: 5 g; proteína: 31 g

POR PORCIÓN

Calorías: 353; grasas totales: 29 g; carbohidratos: 10 g; carbohidratos netos: 7 g; fibra: 3 g; proteína: 16 g

1. En una sartén mediana, a fuego medio-alto, cocina el tocino por ambos lados hasta que esté crujiente (8 minutos aproximadamente). Pasa el tocino a un plato con toallas de papel.

2. Mientras, en un tazón grande, frota el *kale* con la vinagreta durante 2 minutos. Añade la sal rosada del Himalaya y la pimienta. Permite que el *kale* repose mientras se cocina el tocino y se suavizará todavía más.

3. Pica el tocino y las nueces pecanas, y añádelas al tazón. Esparce el queso azul.

4. Revuelve para combinar, divide las porciones entre dos platos y sirve.

Consejo sobre sustituciones. Puedes sustituir las nueces pecanas picadas por almendras picadas.

ENSALADA GRIEGA PICADA

La ensalada griega es una de mis favoritas en los restaurantes. Es muy fresca y fácil de preparar. Esta tiene solo unos cuantos ingredientes, pero siéntete libre de ser creativo con la tuya.

30 MINUTOS
UNA OLLA
SIN COCCIÓN
VEGETARIANA
Rinde: 2 porciones
Preparación: 10 minutos

2 tazas de lechuga romana picada

½ taza de tomates uva cortados a la mitad

¼ de taza de aceitunas negras rebanadas (kalamata, por ejemplo)

¼ de taza de queso feta desmoronado

2 cucharadas de vinagreta (yo uso Primal Kitchen Greek Vinaigrette)

Sal rosada del Himalaya

Pimienta negra recién molida

1 cucharada de aceite de oliva

POR PREPARACIÓN

Calorías: 404; grasas totales: 38 g; carbohidratos: 8 g; carbohidratos netos: 5 g; fibra: 3 g; proteína: 7 g

POR PORCIÓN

Calorías: 202; grasas totales: 19 g; carbohidratos: 4 g; carbohidratos netos: 3 g; fibra: 2 g; proteína: 4 g

1. En un tazón grande, revuelve la lechuga, los tomates, las aceitunas, el queso feta y la vinagreta.

2. Sazona con sal rosada del Himalaya y pimienta, rocía el aceite de oliva y revuelve.

3. Divide la ensalada entre dos tazones y sirve.

Consejo sobre sustituciones. Puedes sustituir el queso feta por queso de cabra.

VARIACIONES

Con la ensalada griega hay muchos sabores que puedes incorporar:

- Cebolla morada o pepino finamente picados para darle más textura y frescura, y *peperoncino* picado para un sabor ácido.
- El salami Genoa y el *pepperoni* finamente picados son buenas opciones.

ENSALADA MEDITERRÁNEA DE PEPINO

Me encanta preparar esta ensalada porque es muy sencilla, deliciosa y con muchos sabores frescos. Las aceitunas negras y el queso feta añaden grasas saludables, mientras que los pepinos y los tomates le dan ese golpe de frescura. Es una gran ensalada para acompañar algún platillo de carne con inspiración mediterránea.

30 MINUTOS

UNA OLLA

VEGETARIANA

Rinde: 2 porciones

Preparación: 10 minutos

1 pepino grande pelado y picado finamente

½ taza de tomates uva cortados a la mitad

¼ de taza de aceitunas negras cortadas a la mitad (yo uso kalamata)

¼ de taza de queso feta desmoronado

Sal rosada del Himalaya

Pimienta negra recién molida

2 cucharadas de vinagreta (yo uso Primal Kitchen Greek Vinaigrette)

POR PREPARACIÓN

Calorías: 303; grasas totales: 25 g; carbohidratos: 11 g; carbohidratos netos: 8 g; fibra: 3 g; proteína: 8 g

POR PORCIÓN

Calorías: 152; grasas totales: 13 g; carbohidratos: 6 g; carbohidratos netos: 4 g; fibra: 2 g; proteína: 4 g

1. En un tazón grande, revuelve el pepino, los tomates, las aceitunas y el queso feta. Sazona con sal rosada del Himalaya y pimienta. Agrega el aderezo y revuelve.

2. Divide la ensalada entre dos tazones y sirve.

Consejo sobre los ingredientes. Puedes comer de inmediato esta ensalada, por supuesto, pero piensa que es incluso mejor si la cubres con plástico y la dejas en el refrigerador para permitir que los ingredientes absorban la vinagreta durante algunas horas.

TAZONES DE LECHUGA CON ENSALADA DE AGUACATE Y HUEVO

Hace poco, empecé a preparar la ensalada de huevo con aguacate en lugar de usar mayonesa. Le da un sabor delicioso. Y para tener una hermosa textura crujiente, agrega rebanadas de rábano.

30 MINUTOS

VEGETARIANA

Rinde: 2 porciones
Preparación: 15 minutos
Cocción: 15 minutos

Para los huevos cocidos

4 huevos grandes

Para la ensalada de huevo

1 aguacate cortado a la mitad

Sal rosada del Himalaya

Pimienta negra recién molida

½ cucharadita de jugo de limón amarillo recién exprimido

4 hojas grandes de lechuga mantequilla (lávalas y sécalas con toallas de papel o un paño de cocina limpio)

2 rábanos rebanados finamente

POR PREPARACIÓN

Calorías: 515; grasas totales: 40 g; carbohidratos: 15 g; carbohidratos netos: 5 g; fibra: 10 g; proteína: 29 g

POR PORCIÓN

Calorías: 258; grasas totales: 20 g; carbohidratos: 8 g; carbohidratos netos: 3 g; fibra: 5 g; proteína: 15 g

PARA PREPARAR LOS HUEVOS COCIDOS

1. En una olla mediana, cubre los huevos con agua. Calienta la olla a fuego alto y espera a que hierva el agua. Cuando suelte el hervor, apaga la flama, tapa la olla y déjala sobre la estufa 10 o 12 minutos.

2. Usa una cuchara ranurada para sacar los huevos de la olla y pásalos por agua fría durante 1 minuto o sumérgelos en agua con hielo.

3. Suavemente, rompe los cascarones y pela los huevos. Deja correr agua fría sobre tus manos mientras los pelas.

PARA PREPARAR LA ENSALADA DE HUEVO

1. En un tazón mediano, pica los huevos cocidos.

2. Agrega el aguacate al tazón y aplástalo con un tenedor. Sazona con sal rosada del Himalaya y pimienta, añade el jugo de limón y revuelve.

3. Divide las cuatro hojas de lechuga entre dos platos. Sirve la ensalada de huevo en ellas y decora con las rebanadas de rábano.

Consejo sobre sustituciones. También podrías usar corazones de lechuga romana o brotes de lechuga romana.

VARIACIONES

Para esta receta puedes incorporar otros ingredientes que tengas en el refrigerador o la alacena:

- Dale a tu ensalada de huevo un tono de guacamole añadiendo cebolla morada y chiles jalapeños picados.
- El tocino picado le dará una textura agradable. También puedes añadir rebanadas de tocino frito a tus tazones de lechuga.

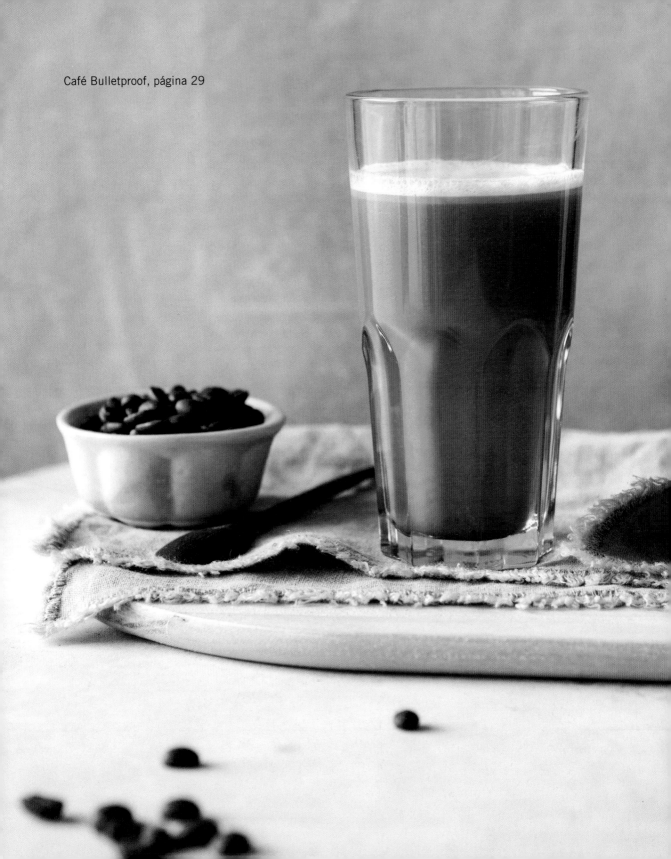

Café Bulletproof, página 29

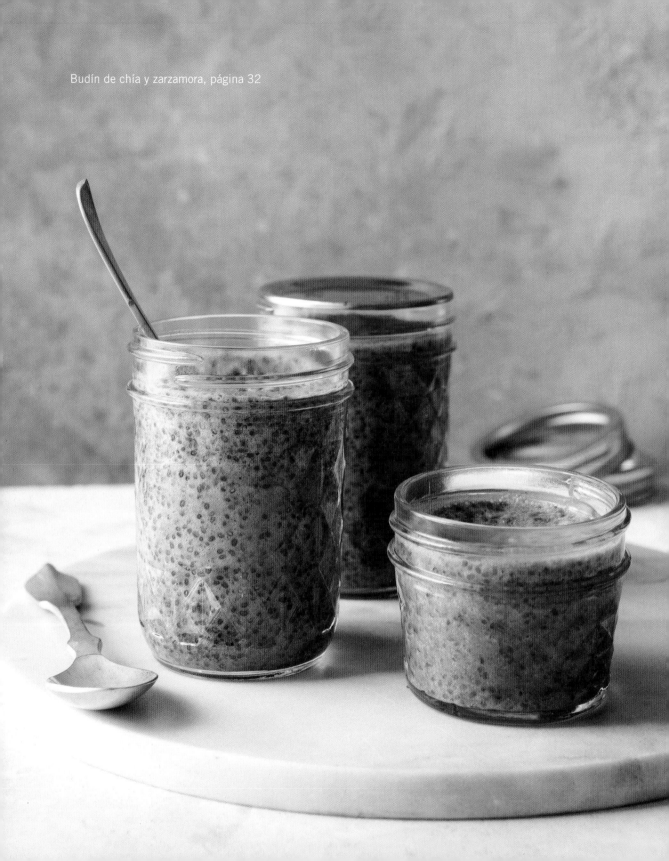
Budín de chía y zarzamora, página 32

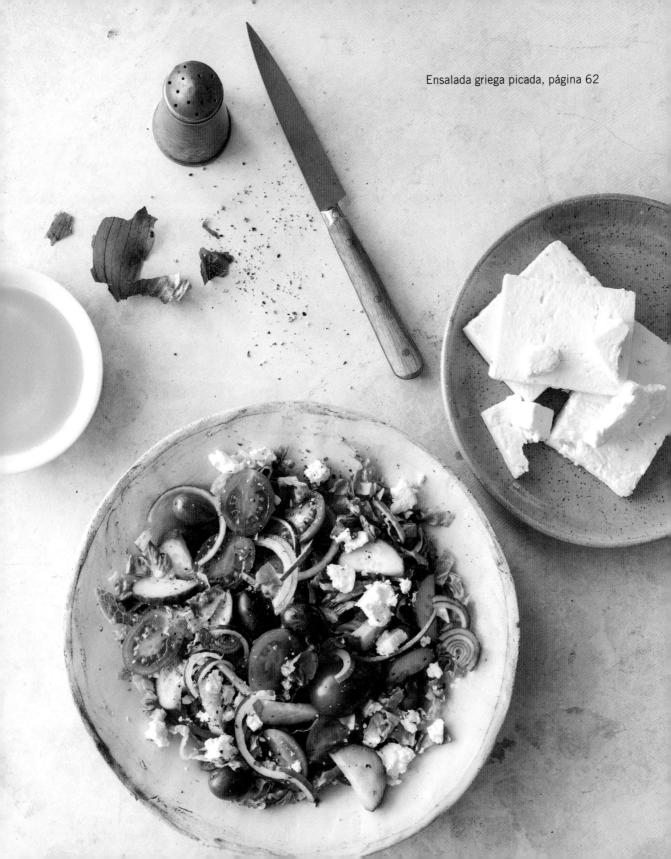

Ensalada griega picada, página 62

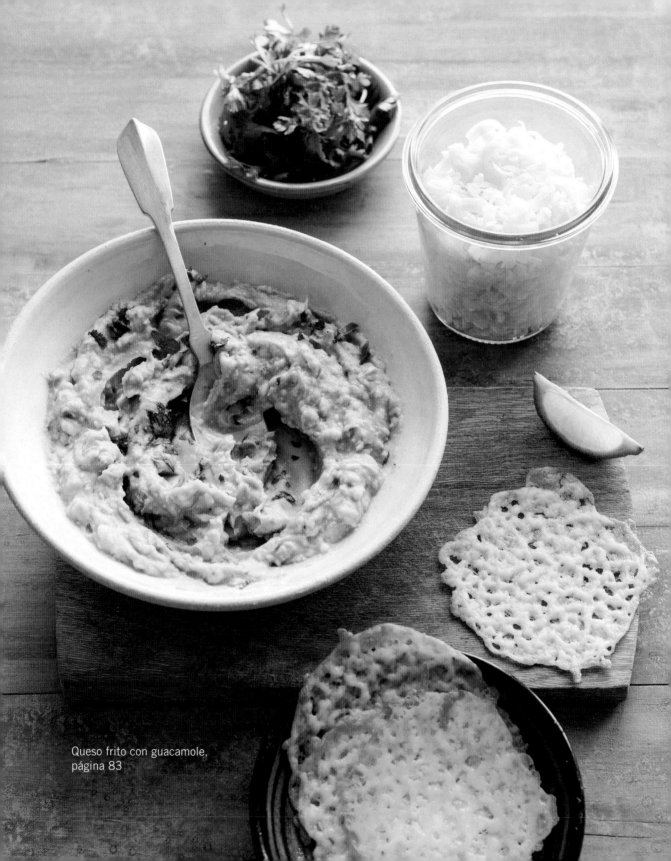

Queso frito con guacamole,
página 83

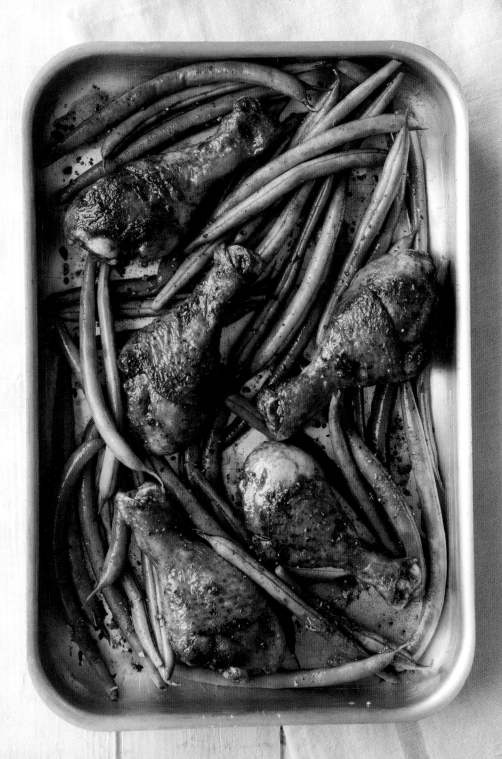

Piernas de pollo al horno con ajo y páprika, página 115

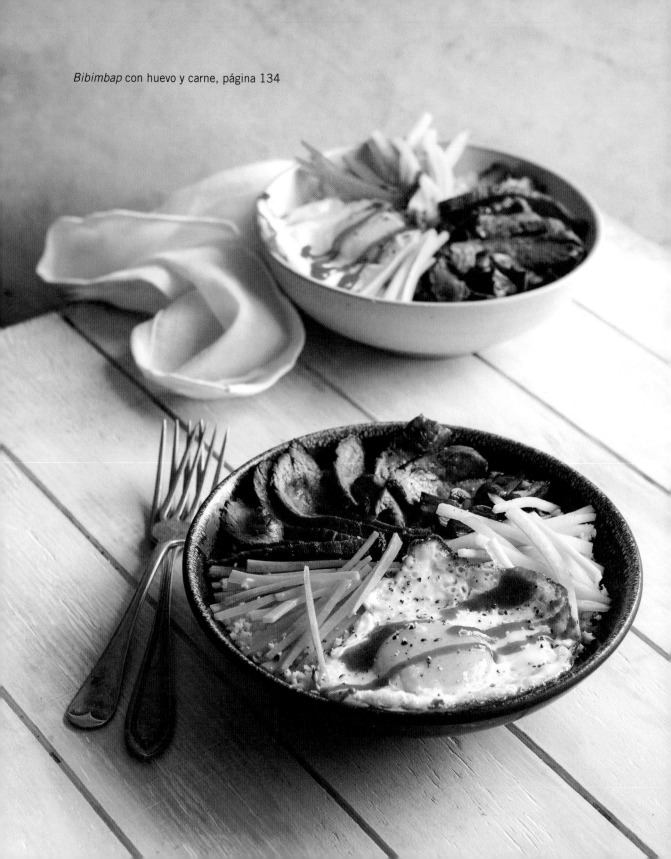

Bibimbap con huevo y carne, página 134

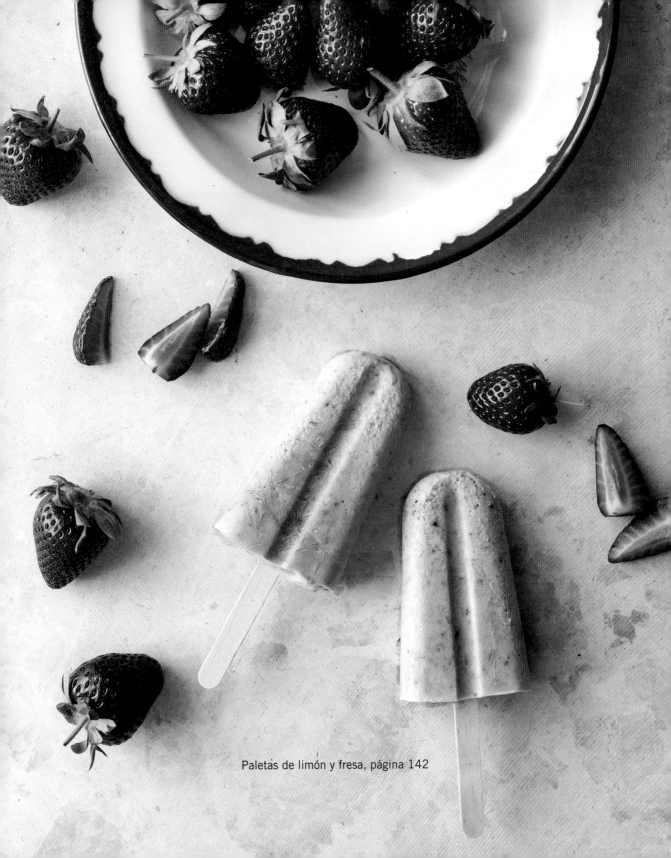

Paletas de limón y fresa, página 142

Crema de aguacate y limón, página 166

ENSALADA *CAPRESE* CON AGUACATE

Las ensaladas *caprese* son un clásico. Para darle un giro cetogénico, le añadí aguacate para que tuviera más grasas saludables y arúgula para darle un sabor a pimienta. Estos ingredientes crean un platillo que te mantendrá, además, satisfecho.

30 MINUTOS

SIN COCCIÓN

VEGETARIANA

Rinde: 2 porciones

Preparación: 5 minutos

2 tazas de arúgula

1 cucharada de aceite de oliva, dividida

Sal rosada del Himalaya

Pimienta negra recién molida

1 aguacate rebanado

4 bolas de queso *mozzarella* fresco, rebanadas

1 tomate Roma rebanado

4 hojas de albahaca frescas, cortadas en tiras

POR PREPARACIÓN

Calorías: 640; grasas totales: 54 g; carbohidratos: 20 g; carbohidratos netos: 5 g; fibra: 11 g; proteína: 25 g

POR PORCIÓN

Calorías: 320; grasas totales: 27 g; carbohidratos: 10 g; carbohidratos netos: 5 g; fibra: 6 g; proteína: 13 g

1. En un tazón grande, revuelve la arúgula con ½ cucharada de aceite de oliva y sazónala con sal rosada del Himalaya y pimienta.

2. Divide la arúgula entre dos platos.

3. Decora la arúgula con el aguacate, el queso *mozzarella* y el tomate, y rocíales la otra ½ cucharada de aceite de oliva. Sazona con sal rosada del Himalaya y pimienta.

4. Esparce la albahaca encima y sirve.

Consejo sobre sustituciones. Para darle todavía más sabor, puedes sustituir el aceite de oliva por una vinagreta. Yo uso Primal Kitchen Greek Vinaigrette.

ENSALADA DE CAMARONES Y AGUACATE

Esta ensalada necesita enfriarse antes de que la sirvas, pero esperar un poco más de tiempo bien vale la pena. Para facilitar todavía más la receta, yo compro camarones cocidos y pelados, pero puedes elegir la clase de camarones que prefieras.

Rinde: 2 porciones
Preparación: 5 minutos, más 30 minutos para enfriar
Cocción: 2 minutos

1 cucharada de aceite de oliva

1 libra de camarones (yo descongelo Trader Joe's Frozen Medium Cooked Shrimp, que ya vienen pelados y limpios, sin colas)

Sal rosada del Himalaya

Pimienta negra recién molida

1 aguacate picado en cubos

1 tallo de apio picado

¼ de taza de mayonesa

1 cucharadita de jugo de limón verde recién exprimido

POR PREPARACIÓN

Calorías: 1141; grasas totales: 81 g; carbohidratos: 15 g; carbohidratos netos: 5 g; fibra: 10 g; proteína: 100 g

POR PORCIÓN

Calorías: 571; grasas totales: 41 g; carbohidratos: 8 g; carbohidratos netos: 3 g; fibra: 5 g; proteína: 50 g

1. Calienta el aceite de oliva en una sartén grande a fuego medio. Cuando esté caliente, agrega los camarones. Cocínalos hasta que su color se torne rosado (1 o 2 minutos). Sazónalos con sal rosada del Himalaya y pimienta.

2. Pasa los camarones a un tazón mediano, tápalos y refrigéralos.

3. En un tazón mediano, revuelve el aguacate, el apio y la mayonesa. Añade el jugo de limón y sazona con sal rosada del Himalaya. Revuelve para combinar. Agrega los camarones fríos y revuelve.

4. Tapa la ensalada y refrigérala durante 30 minutos antes de servir.

Consejo sobre sustituciones. Para darle todavía más sabor, usa Tajín para sazonar en lugar de sal rosada del Himalaya. El Tajín es un sazonador mexicano que tiene chile, limón verde y sal de mar.

VARIACIONES

Me encanta la cremosidad de esta ensalada fría. Si tienes hojas verdes o hierbas frescas en tu refrigerador, podrías añadirlas:

- Agrega eneldo fresco picado a la mezcla de ensalada.
- Sirve la mezcla de ensalada sobre hojas de lechuga mantequilla o lechuga romana para darle más frescura y una textura crujiente.

ENSALADA CÉSAR CON SALMÓN

Esta ensalada es cremosa y está llena de grasas saludables, además de que tiene la textura salada y crujiente del tocino. En lo personal, me encanta el salmón en cualquier momento y servido de cualquier forma, así que esta ensalada es perfecta. ¿Quién no preferiría tener un tocino crocante en lugar de los crutones comunes llenos de carbohidratos?

30 MINUTOS
UNA SARTÉN
Rinde: 2 porciones
Preparación: 5 minutos
Cocción: 20 minutos

4 rebanadas de tocino
2 filetes (6 onzas) de salmón
Sal rosada del Himalaya
Pimienta negra recién molida
1 cucharada de *ghee*, si es necesario
½ aguacate rebanado
2 corazones de lechuga romana o 2 tazas de lechuga romana picada
2 cucharadas de aderezo César (yo uso Primal Kitchen Caesar with Avocado Oil)

POR PREPARACIÓN

Calorías: 932; grasas totales: 63 g; carbohidratos: 11 g; carbohidratos netos: 5 g; fibra: 7 g; proteína: 79 g

POR PORCIÓN

Calorías: 466; grasas totales: 32 g; carbohidratos: 6 g; carbohidratos netos: 3 g; fibra: 4 g; proteína: 40 g

1. En una sartén mediana, a fuego medio-alto, cocina el tocino por ambos lados hasta que esté crujiente (8 minutos aproximadamente). Pasa el tocino a un plato con toallas de papel.

2. Mientras, seca el salmón con una toalla de papel para eliminar el exceso de humedad. Sazona ambos lados con sal rosada del Himalaya y pimienta.

3. Con la grasa del tocino todavía en la sartén, añade el salmón. Si necesitas más grasa, agrega el *ghee* a la grasa de tocino.

4. Cocina el salmón durante 5 minutos por cada lado o hasta alcanzar el término que prefieras. A mí me gusta medio crudo.

5. Trocea el tocino. Sazona el aguacate con sal rosada del Himalaya y pimienta.

6. Divide la lechuga, el tocino y el aguacate entre dos platos.

7. Coloca los filetes de salmón sobre las ensaladas, rocía el aderezo César encima y sirve.

Consejo sobre los ingredientes. Puedes hornear el tocino y el salmón en lugar de usar la sartén. Precalienta el horno a 400 °F y cubre una bandeja para horno con papel aluminio. Acomoda las rebanadas de tocino y los filetes de salmón en la bandeja. Hornéalos 15 minutos y luego ásalos bajo la salamandra durante 5 minutos o hasta que la parte de arriba se dore.

ENSALADA COBB CON SALMÓN Y ESPINACAS

La ensalada Cobb es un alimento cetogénico perfecto. Es fresca, está llena de grasas saludables y es simplemente deliciosa. Yo prefiero agregar salmón encima de la mía en lugar del pollo o el pavo usual, y utilizo la yema suave y caliente del huevo como un aderezo lleno de sabor.

30 MINUTOS

Rinde: 2 porciones
Preparación: 5 minutos
Cocción: 25 minutos

4 rebanadas de tocino

2 huevos grandes

2 filetes (6 onzas) de salmón

Sal rosada del Himalaya

Pimienta negra recién molida

1 cucharada de *ghee*, si es necesario

1 aguacate rebanado

6 onzas de brotes de espinacas orgánicas

¼ de taza de queso azul desmoronado

1 cucharada de aceite de oliva

POR PREPARACIÓN

Calorías: 1251; grasas totales: 85 g; carbohidratos: 23 g; carbohidratos netos: 10 g; fibra: 13 g; proteína: 107 g

POR PORCIÓN

Calorías: 623; grasas totales: 43 g; carbohidratos: 12 g; carbohidratos netos: 5 g; fibra: 7 g; proteína: 54 g

1. En una sartén mediana, a fuego medio-alto, cocina el tocino por ambos lados hasta que esté crujiente (8 minutos, aproximadamente). Pasa el tocino a un plato con toallas de papel.

2. Llena una olla pequeña con agua y hiérvela a fuego alto. Cuece levemente los huevos, baja la flama a fuego medio-alto y cocínalos alrededor de 6 minutos.

3. Mientras, seca los filetes de salmón por ambos lados con una toalla de papel para eliminar el exceso de humedad. Sazona ambos lados con sal rosada del Himalaya y pimienta.

4. Con la grasa del tocino todavía en la sartén, añade el salmón. Si necesitas más grasa, agrega el *ghee* a la grasa de tocino.

5. Cocina el salmón a fuego medio-alto por cada lado durante 5 minutos o hasta alcanzar el término que prefieras. (A mí me gusta medio crudo).

6. Mientras, pasa el tocino a una tabla y pícalo. Pela los huevos cocidos. Sazona el aguacate con sal rosada del Himalaya y pimienta.

7. Divide las espinacas, el tocino y el aguacate entre dos platos.

8. Con cuidado, corta los huevos a la mitad y acomódalos sobre las ensaladas. Esparce el queso azul desmoronado.

9. Finalmente, coloca el salmón encima, rocía las ensaladas con el aceite de oliva y sirve.

Consejo sobre los ingredientes. Puedes usar arúgula en lugar de espinacas o una hoja verde más crujiente, como lechuga romana, si lo prefieres.

VARIACIONES

- Añade tomates uva cortados a la mitad para darle un toque de acidez y frescura.
- Agrega aceitunas negras rebanadas para darle un elemento salado adicional.

ENSALADA PARA TACOS

Las ensaladas para tacos son perfectas para la dieta keto si no usas tortillas. Prepararlas en casa es fácil. Simplemente, dora un poco de carne de res molida y mézclala con una variedad de ingredientes frescos.

30 MINUTOS
UNA SARTÉN
Rinde: 2 porciones
Preparación: 10 minutos
Cocción: 10 minutos

1 cucharada de *ghee*
1 libra de carne de res molida
Sal rosada del Himalaya
Pimienta negra recién molida
2 tazas de lechuga romana picada
1 aguacate picado en cubos
½ taza de tomates uva cortados a la mitad
½ taza de queso rallado (yo uso la mezcla mexicana)

POR PREPARACIÓN
Calorías: 1390; grasas totales: 104 g; carbohidratos: 19 g; carbohidratos netos: 7 g; fibra: 12 g; proteína: 96 g

POR PORCIÓN
Calorías: 659; grasas totales: 52 g; carbohidratos: 10 g; carbohidratos netos: 4 g; fibra: 6 g; proteína: 48 g

1. Calienta el *ghee* en una sartén grande a fuego medio-alto.
2. Cuando esté caliente, añádele la carne molida rompiéndola en trozos pequeños con una cuchara. Remueve y déjala cocerse hasta que se dore (10 minutos, aproximadamente). Sazona con sal rosada del Himalaya y pimienta.
3. Divide la lechuga romana entre dos tazones. Sazona con sal rosada del Himalaya y pimienta.
4. Agrega el aguacate y los tomates, sirve la carne encima y esparce el queso rallado.

Consejo sobre sustituciones. Puedes sustituir la sal rosada del Himalaya y la pimienta por sazonador para tacos.

VARIACIONES
- Siéntete libre de añadir una cucharada de crema agria y un poco de cebolletas o jalapeños picados para aportar grasas saludables y una textura crujiente.
- Puedes preparar tus propias tiras de tortilla: corta una tortilla baja en carbohidratos en tiras, úntalas con aceite de oliva, sazónalas con sal y pimienta, extiéndelas en una sola capa sobre una placa para horno y hornéalas durante 10 minutos a 425 °F.

ENSALADA DE HAMBURGUESA CON QUESO

Me encanta pedir una hamburguesa entre dos hojas de lechuga cuando voy a un restaurante, pero, por algún motivo, nunca las preparo en casa. Esta ensalada de hamburguesa te dará el mismo sabor, todo mezclado en un tazón. Particularmente, me encantan los pepinillos en esta receta, así que si quieres añadir más, ¡adelante!

30 MINUTOS

Rinde: 2 porciones

Preparación: 10 minutos

Cocción: 10 minutos

1 cucharada de *ghee*

1 libra de carne de res molida

Sal rosada del Himalaya

Pimienta negra recién molida

½ taza de pepinillos picados finamente

2 tazas de lechuga romana picada

½ taza de queso *cheddar* rallado

2 cucharadas de aderezo Ranch (yo uso Primal Kitchen Ranch)

POR PREPARACIÓN

Calorías: 1324; grasas totales: 100 g; carbohidratos: 12 g; carbohidratos netos: 8 g; fibra: 3 g; proteína: 94 g

POR PORCIÓN

Calorías: 662; grasas totales: 50 g; carbohidratos: 6 g; carbohidratos netos: 4 g; fibra: 2 g; proteína: 47 g

1. Calienta el *ghee* en una sartén mediana a fuego medio-alto.

2. Cuando esté caliente, añádele la carne molida rompiéndola en trozos pequeños con una cuchara. Revuelve y déjala cocerse hasta que se dore (10 minutos, aproximadamente). Sazona con sal rosada del Himalaya y pimienta.

3. Pasa los pepinillos a un tazón grande y añade la lechuga romana y el queso.

4. Con una cuchara ranurada, pasa la carne dorada de la sartén al tazón.

5. Sirve el aderezo encima de la ensalada y revuelve para cubrir todo.

6. Divide la ensalada entre dos tazones y sirve.

Consejo sobre sustituciones. Puedes sustituir la carne de res molida por pavo molido.

VARIACIONES

Tus complementos favoritos para hamburguesa también pueden ser un complemento delicioso encima de esta ensalada:

- Para tener un tono extra de sabor, añade un puñado de cebolla picada a la ensalada, 1 cucharadita de mostaza amarilla y ¼ de cucharadita de páprika al aderezo Ranch.

- Por supuesto, también puedes agregar tocino picado.

ENSALADA DE RES CALIFORNIA

Los aguacates y las fresas simplemente simbolizan California. En esta receta fungen como los compañeros perfectos de la falda de res y del sabor a pimienta de la arúgula.

30 MINUTOS

Rinde: 2 porciones
Preparación: 15 minutos
Cocción: 10 minutos

---

8 onzas de falda de res

Sal rosada del Himalaya

Pimienta negra recién molida

2 cucharadas de mantequilla

2 tazas de arúgula

1 cucharada de aceite de oliva

1 aguacate rebanado

2 fresas frescas rebanadas

¼ de taza de almendras fileteadas, picadas

POR PREPARACIÓN

Calorías: 1001; grasas totales: 81 g; carbohidratos: 21 g; carbohidratos netos: 8 g; fibra: 13 g; proteína: 55 g

POR PORCIÓN

Calorías: 501; grasas totales: 41 g; carbohidratos: 11 g; carbohidratos netos: 4 g; fibra: 7 g; proteína: 28 g

1. Calienta una sartén grande a fuego alto.

2. Seca la carne con una toalla de papel y sazónala por ambos lados con sal rosada del Himalaya y pimienta.

3. Añade la mantequilla a la sartén. Cuando se derrita, coloca la falda en la sartén.

4. Sella cada lado de la carne por unos 3 minutos para alcanzar un término medio crudo.

5. Pasa la carne a una tabla para picar y déjala reposar al menos 5 minutos.

6. En un tazón grande, revuelve la arúgula con el aceite de oliva, una pizca de sal rosada del Himalaya y una pizca de pimienta.

7. Divide la arúgula entre dos platos y decora con el aguacate rebanado, fresas y almendras.

8. Rebana la falda de res contra el grano y sírvela encima de las ensaladas.

Consejo sobre sustituciones. Puedes sustituir la falda de res por arrachera. Asimismo, usar alguna carne rebanada que te haya sobrado funcionaría de maravilla.

ENSALADA COBB CON FALDA DE RES

La falda de res es la opción perfecta para complementar una ensalada porque se cocina rápidamente y tiene mucho sabor. Cocina la falda hasta un término medio crudo para que quede suave y córtala contra el grano al momento de servir. Esta ensalada no necesita que marines la carne con anticipación, pero puedes hacerlo si lo deseas. Me parece que untar la carne con sal rosada del Himalaya y pimienta negra y cocinarla sobre una sartén ardiendo con un poco de aceite es perfecto.

30 MINUTOS

UNA SARTÉN

Rinde: 2 porciones
Preparación: 15 minutos
Cocción: 10 minutos

8 onzas de falda de res
Sal rosada del Himalaya
Pimienta negra recién molida
1 cucharada de mantequilla
2 corazones de lechuga romana o 2 tazas de lechuga romana picada
½ taza de tomates uva cortados a la mitad
¼ de taza de queso azul desmoronado
¼ de taza de nueces pecanas
1 cucharada de aceite de oliva

POR PREPARACIÓN

Calorías: 902; grasas totales: 71 g; carbohidratos: 14 g; carbohidratos netos: 9 g; fibra: 6 g; proteína: 60 g

POR PORCIÓN

Calorías: 451; grasas totales: 36 g; carbohidratos: 7 g; carbohidratos netos: 5 g; fibra: 3 g; proteína: 30 g

1. Calienta una sartén grande a fuego alto.
2. Seca la carne con una toalla de papel y sazónala por ambos lados con sal rosada del Himalaya y pimienta.
3. Agrega la mantequilla a la sartén. Cuando se derrita, coloca la carne en la sartén.
4. Séllala alrededor de 3 minutos por cada lado para lograr un término medio crudo.
5. Pasa la carne a una tabla para picar y déjala reposar al menos 5 minutos.
6. Mientras, divide la lechuga romana entre dos platos y sirve los tomates cortados, el queso azul y las nueces pecanas. Rocía el aceite de oliva.
7. Rebana la carne contra el grano y sírvela encima de las ensaladas.

Consejo sobre sustituciones. También puedes usar arrachera en lugar de falda.

VARIACIONES

Las ensaladas son el lienzo perfecto para tu creatividad cuando se trata de complementos. Por lo general, reviso mi refrigerador y veo qué tengo a la mano. Estas opciones son algunas adiciones fabulosas que podrías tener disponibles:

• Aderezo balsámico y una rebanada de huevo cocido.
• Nueces de Castilla en lugar de nueces pecanas, y 1 rebanada de aguacate.

Cuatro

Guarniciones y meriendas

Estas guarniciones son algunas de mis favoritas de siempre entre las recetas cetogénicas. Me encantan porque son muy fáciles de preparar e incluyen sabores divertidos. Por lo general, uso una de estas como platillo principal cuando quiero una comida vegetariana, pero también son maravillosas junto a tu proteína favorita. Este capítulo realmente resalta las múltiples formas creativas en que puedes usar las verduras dentro de la dieta cetogénica.

Índice de recetas

COLIFLOR ROSTIZADA CON *PROSCIUTTO*, ALCAPARRAS Y ALMENDRAS

Este platillo es uno de mis favoritos. A veces lo como para cenar, pero también es perfecto como complemento de cualquier carne. Las alcaparras son, probablemente, la mejor parte, pues le dan mucho sabor. Las almendras fileteadas proveen una sorprendente textura crujiente. Siempre preparo coliflor rostizada justo después de preparar tocino porque tengo toda esa maravillosa grasa de tocino en la sartén y la coliflor la absorbe de inmediato. A veces también agrego un par de pechugas de pollo sazonadas a la sartén, junto con la coliflor, para tener una comida completa en una sola sartén.

30 MINUTOS

UNA SARTÉN

Rinde: 2 porciones

Preparación: 5 minutos

Cocción: 25 minutos

---

12 onzas de floretes de coliflor (compro los floretes ya cortados en Trader Joe's)

2 cucharadas de grasa de tocino, o aceite de oliva

Sal rosada del Himalaya

Pimienta negra recién molida

2 onzas de *prosciutto* rebanado, cortado en trozos pequeños

¼ de taza de almendras fileteadas

2 cucharadas de alcaparras

2 cucharadas de queso parmesano rallado

POR PREPARACIÓN

Calorías: 576; grasas totales: 48 g; carbohidratos: 14 g; carbohidratos netos: 7 g; fibra: 6 g; proteína: 14 g

POR PORCIÓN

Calorías: 288; grasas totales: 24 g; carbohidratos: 7 g; carbohidratos netos: 4 g; fibra: 3 g; proteína: 14 g

1. Precalienta el horno a 400 °F. Cubre un molde para horno con papel pergamino o con un tapete de silicón para horno.

2. Acomoda los floretes de coliflor en el molde preparado con la grasa de tocino y sazona con sal rosada del Himalaya y pimienta. Si usas aceite de oliva, rocía los floretes con el aceite y sazona con sal rosada del Himalaya y pimienta.

3. Rostiza la coliflor durante 15 minutos.

4. Mueve la coliflor para que todos los lados estén cubiertos con la grasa de tocino.

5. Distribuye los trozos de *prosciutto* en el molde. Luego, añade las almendras fileteadas y las alcaparras. Revuelve. Esparce el queso parmesano encima y hornéalos 10 minutos más.

6. Divide la coliflor entre dos platos usando una cuchara ranurada para que no tengas exceso de grasa en los platos y sirve.

Consejo sobre sustituciones. Las aceitunas verdes rebanadas pueden servir si no tienes alcaparras.

HONGOS CON MANTEQUILLA

Hay algo en la mezcla de aderezo Ranch en polvo que lo vuelve un sazonador fabuloso. Cuando empecé a cocinar, lo usaba todo el tiempo para preparar pollo, chuletas de cerdo y este platillo con hongos. Tu casa se llenará de un aroma increíble mientras se cocinan en la olla de cocción lenta. Me encanta hacerlos cuando estoy viendo el futbol americano, pero también son una guarnición deliciosa para la mayoría de las carnes. Puedes duplicar o triplicar fácilmente esta receta para más personas.

UNA OLLA
VEGETARIANA

Rinde: 2 porciones
Preparación: 10 minutos
Cocción: 4 horas

6 cucharadas de mantequilla

1 cucharada de mezcla de aderezo Ranch en polvo

8 onzas de hongos *cremini* frescos

2 cucharadas de queso parmesano rallado

1 cucharada de perejil italiano fresco picado

POR PREPARACIÓN

Calorías: 701; grasas totales: 72 g; carbohidratos: 9 g; carbohidratos netos: 7 g; fibra: 2 g; proteína: 11 g

POR PORCIÓN

Calorías: 351; grasas totales: 36 g; carbohidratos: 5 g; carbohidratos netos: 4 g; fibra: 1 g; proteína: 6 g

1. Con la olla interna en su lugar, precalienta la olla de cocción lenta en bajo.
2. Agrega la mantequilla y el aderezo Ranch seco en el fondo de la olla y permite que se derrita la mantequilla. Revuelve para incorporar.
3. Añade los hongos a la olla de cocción lenta y revuelve para cubrirlos con la mezcla de mantequilla. Esparce encima el queso parmesano.
4. Tapa la olla y cocina los hongos en bajo durante 4 horas.
5. Usa una cuchara ranurada para pasar los hongos a un plato para servir. Decora con el perejil picado y sirve.

Consejo sobre sustituciones. Si no tienes mezcla de aderezo Ranch en polvo, puedes obtener un resultado similar si mezclas cantidades iguales de cebolla en polvo, ajo en polvo, tomillo seco, sal rosada del Himalaya, pimienta, perejil seco y una pizca de páprika.

CALABACÍN GRATINADO AL HORNO

Me encanta el gratinado, pero las papas no están permitidas, así que este platillo con queso y crujientes cortezas de cerdo fritas encima sirve como una deliciosa alternativa baja en carbohidratos. Las cortezas desmoronadas actúan como si fueran migas de pan y puedes usar el sabor que prefieras. Simplemente métela en el procesador de alimentos (o la licuadora) durante algunos segundos para molerlas. ¡La mezcla de quesos *brie* y *gruyère* es lo que hace único este platillo!

Rinde: 2 porciones
Preparación: 10 minutos, más 30 minutos para colar
Cocción: 25 minutos

1 calabacín grande cortado en rebanadas gruesas de ¼ de pulgada
Sal rosada del Himalaya
1 onza de queso *brie*, sin la costra
1 cucharada de mantequilla
Pimienta negra recién molida
⅓ de taza de queso *gruyère* rallado
¼ de taza de cortezas de cerdo fritas, molidas

POR PREPARACIÓN

Calorías: 709; grasas totales: 50 g; carbohidratos: 10 g; carbohidratos netos: 7 g; fibra: 3 g; proteína: 55 g

POR PORCIÓN

Calorías: 355; grasas totales: 25 g; carbohidratos: 5 g; carbohidratos netos: 4 g; fibra: 2 g; proteína: 28 g

1. Espolvorea sal sobre las rebanadas de calabacín y pásalas a un colador en el fregadero durante 45 minutos. El calabacín soltará mucha de su agua.

2. Precalienta el horno a 400 °F.

3 Cuando el calabacín lleve alrededor de 30 minutos goteando, calienta el *brie* y la mantequilla en una olla pequeña a fuego medio-bajo, moviendo ocasionalmente, hasta que el queso se derrita y la mezcla esté totalmente incorporada (2 minutos, aproximadamente).

4. Acomoda el calabacín en un molde refractario de 8 pulgadas de forma que las rebanadas se superpongan un poco. Sazona con pimienta.

5. Vierte la mezcla de *brie* sobre el calabacín y cubre con el queso *gruyère* rallado.

6. Esparce las cortezas molidas encima.

7. Hornéalo alrededor de 25 minutos, hasta que el platillo burbujee y la parte de arriba esté dorada. Sirve.

Consejo sobre sustituciones. También puedes usar un queso suave al estilo *Crème de Brie*. Algunos tienen ajo u otras hierbas, ingredientes que agregan todavía más sabor a este platillo.

RÁBANOS ASADOS CON SALSA DE MANTEQUILLA

Estos rábanos asados se ven y saben como si estuvieras comiendo una papa morada. Están crujientes por fuera y suaves y calientes por dentro. La salsa de mantequilla lo vuelve un platillo verdaderamente delicioso.

30 MINUTOS

VEGETARIANA

Rinde: 2 porciones
Preparación: 10 minutos
Cocción: 15 minutos

2 tazas de rábanos cortados a la mitad
1 cucharada de aceite de oliva
Sal rosada del Himalaya
Pimienta negra recién molida
2 cucharadas de mantequilla
1 cucharada de perejil italiano fresco picado

POR PREPARACIÓN

Calorías: 361; grasas totales: 37 g; carbohidratos: 8 g; carbohidratos netos: 4 g; fibra: 4 g; proteína: 2 g

POR PORCIÓN

Calorías: 181; grasas totales: 19 g; carbohidratos: 4 g; carbohidratos netos: 2 g; fibra: 2 g; proteína: 1 g

1. Precalienta el horno a 450 °F.
2. En un tazón mediano, revuelve los rábanos con el aceite de oliva y sazona con sal rosada del Himalaya y pimienta.
3. Extiende los rábanos sobre una bandeja para horno en una sola capa. Rostízalos durante 15 minutos. Remuévelos cuando haya transcurrido la mitad del tiempo.
4. Mientras, cuando los rábanos se hayan estado cocinando durante 10 minutos, derrite la mantequilla completamente en una olla pequeña de color claro a fuego medio, moviendo frecuentemente, y sazona con sal rosada del Himalaya. Cuando la mantequilla empiece a burbujear y a formar espuma, sigue moviendo. Cuando el burbujeo disminuya un poco, la mantequilla debe tener un agradable color dorado. El proceso debe tomar alrededor de 3 minutos en total. Pasa la mantequilla dorada a un contenedor resistente al calor (yo uso una taza).
5. Saca los rábanos del horno y divídelos entre dos platos. Sirve la mantequilla sobre los rábanos y decora con el perejil picado.

Consejo sobre los ingredientes. Si lo prefieres, puedes conservar los tallos de los rábanos y rostizarlos así.

JUDÍAS VERDES CON QUESO PARMESANO Y CORTEZAS DE CERDO

Me encantan las judías verdes. Cuando era niña nunca las rostizábamos, pero ahora es una de mis formas preferidas de cocinar la mayoría de las verduras. Con un poco de aceite de oliva, sazonadas con sal, más la adición del queso parmesano y las cortezas de cerdo fritas, las judías verdes al horno rebosan de sabor.

30 MINUTOS

Rinde: 2 porciones
Preparación: 5 minutos
Cocción: 15 minutos

½ libra de judías verdes frescas

2 cucharadas de cortezas de cerdo fritas, molidas

2 cucharadas de aceite de oliva

1 cucharada de queso parmesano rallado

Sal rosada del Himalaya

Pimienta negra recién molida

POR PREPARACIÓN

Calorías: 350; grasas totales: 30 g; carbohidratos: 16 g; carbohidratos netos: 10 g; fibra: 6 g; proteína: 8 g

POR PORCIÓN

Calorías: 175; grasas totales: 15 g; carbohidratos: 8 g; carbohidratos netos: 5 g; fibra: 3 g; proteína: 6 g

1. Precalienta el horno a 400 °F.
2. En un tazón mediano, mezcla las judías verdes, las cortezas de cerdo fritas, el aceite de oliva y el queso parmesano. Sazona con sal rosada del Himalaya y pimienta, y revuelve hasta cubrir bien las judías verdes.
3. Extiende la mezcla de judías sobre una bandeja para horno, en una sola capa, y rostízalas durante 15 minutos aproximadamente. Cuando pase la mitad del tiempo, agita un poco la bandeja para mover las judías, o simplemente revuélvelas.
4. Divide las judías entre dos platos y sirve.

Consejo sobre los ingredientes. Puedes usar cortezas de cerdo fritas de cualquier sabor para añadir acidez adicional a las judías, pero, por lo general, yo uso las de sabor original.

FILETES DE COLIFLOR CON PESTO

Me encanta preparar pesto. Cada vez que compro un manojo de albahaca fresca para una receta uso las sobras para preparar pesto y, por lo general, aprovecho cualquier nuez que tenga a la mano. El sabor del pesto combinado con el queso derretido es un complemento perfecto para los filetes de coliflor.

30 MINUTOS

VEGETARIANA

Rinde: 2 porciones

Preparación: 5 minutos

Cocción: 20 minutos

---

2 cucharadas de aceite de oliva, más el necesario para engrasar

½ cabeza de coliflor

Sal rosada del Himalaya

Pimienta negra recién molida

2 tazas de hojas frescas de albahaca

½ taza de queso parmesano rallado

¼ de taza de almendras

½ taza de queso *mozzarella* rallado

POR PREPARACIÓN

Calorías: 895; grasas totales: 68 g; carbohidratos: 34 g; carbohidratos netos: 20 g; fibra: 14 g; proteína: 47 g

POR PORCIÓN

Calorías: 448; grasas totales: 34 g; carbohidratos: 17 g; carbohidratos netos: 10 g; fibra: 7 g; proteína: 24 g

1. Precalienta el horno a 425 °F. Engrasa una placa para horno con aceite de oliva o cúbrela con un tapete de silicona para horno.

2. Para preparar los filetes de coliflor, quita y desecha las hojas y corta la coliflor en rebanadas de 1 pulgada de grosor. Puedes rostizar los floretes que se desprendan del tallo.

3. Acomoda los filetes de coliflor sobre la placa para horno preparada y úntalos con aceite de oliva. Deben estar ligeramente cubiertos en la superficie para que se caramelicen. Sazona con sal rosada del Himalaya y pimienta.

4. Rostiza los filetes de coliflor durante 20 minutos.

5. Mientras, pasa la albahaca, el queso parmesano, las almendras y 2 cucharadas de aceite de oliva a un procesador de alimentos (o a una licuadora) y sazónalos con sal rosada del Himalaya y pimienta. Procesa hasta mezclar bien.

6. Extiende un poco de pesto sobre cada filete de coliflor y esparce queso *mozzarella* encima. Regresa los filetes al horno y cocínalos hasta que el queso se derrita (2 minutos, aproximadamente).

7. Divide los filetes de coliflor en dos platos y sirve caliente.

Consejo sobre sustituciones. Yo uso almendras para mi pesto, en lugar de los piñones usuales, porque siempre tengo almendras en la casa. Pero si tienes piñones a la mano, definitivamente puedes usarlos.

ENSALADA DE TOMATE, AGUACATE Y PEPINO

Puedes armar esta ensalada llena de sabor en tan solo unos minutos. Es un platillo perfecto para un bufet porque todos la disfrutarán. Me gusta usar pequeños pepinos persas para esta ensalada porque son más crujientes y tienen semillas diminutas.

30 MINUTOS

SIN COCCIÓN

VEGETARIANA

Rinde: 2 porciones

Preparación: 5 minutos

½ taza de tomates uva cortados a la mitad

4 pepinos persas pequeños o 1 pepino inglés, pelados y picados finamente

1 aguacate picado finamente

¼ de taza de queso feta desmoronado

2 cucharadas de vinagreta (yo uso Primal Kitchen Greek Vinaigrette)

Sal rosada del Himalaya

Pimienta negra recién molida

POR PREPARACIÓN

Calorías: 516; grasas totales: 45 g; carbohidratos: 23 g; carbohidratos netos: 11 g; fibra: 12 g; proteína: 10 g

POR PORCIÓN

Calorías: 258; grasas totales: 23 g; carbohidratos: 12 g; carbohidratos netos: 6 g; fibra: 6 g; proteína: 5 g

1. En un tazón grande, mezcla los tomates, los pepinos, el aguacate y el queso feta.
2. Agrega la vinagreta y sazona con sal rosada del Himalaya y pimienta. Revuelve bien.
3. Divide la ensalada entre dos platos y sirve.

Consejo sobre sustituciones. Puedes sustituir el queso feta con queso de cabra.

VARIACIONES

Los sabores y las texturas de esta ensalada se complementan perfectamente con las siguientes adiciones:

- ½ cebolla morada picada finamente, para que sea más crujiente y fresca.
- Aceitunas negras rebanadas.

CORTEZAS DE CERDO Y CALABACINES

Mi hija no es fanática del calabacín, pero le encantan estos bastones crujientes y salados. Son una guarnición deliciosa para casi cualquier platillo.

30 MINUTOS
Rinde: 2 porciones
Preparación: 5 minutos
Cocción: 25 minutos

2 calabacines medianos cortados a la mitad longitudinalmente, sin semillas

¼ de taza de cortezas de cerdo fritas, molidas

¼ de taza de queso parmesano rallado

2 dientes de ajo picados finamente

2 cucharadas de mantequilla derretida

Sal rosada del Himalaya

Pimienta negra recién molida

Aceite de oliva, para rociar

POR PREPARACIÓN

Calorías: 461; grasas totales: 39 g; carbohidratos: 15 g; carbohidratos netos: 11 g; fibra: 4 g; proteína: 17 g

POR PORCIÓN

Calorías: 231; grasas totales: 20 g; carbohidratos: 8 g; carbohidratos netos: 6 g; fibra: 2 g; proteína: 9 g

1. Precalienta el horno a 400 °F. Cubre una placa para horno con papel aluminio o con un tapete de silicón para horno.
2. Acomoda las mitades de calabacín con el corte hacia arriba sobre la placa preparada.
3. En un tazón mediano, revuelve las cortezas de cerdo, el queso parmesano, el ajo y la mantequilla derretida y sazona con sal rosada del Himalaya y pimienta. Mezcla bien.
4. Sirve la mezcla de cortezas de cerdo sobre cada mitad de calabacín y rocía cada una con un poco de aceite de oliva.
5. Hornéalas durante 20 minutos o hasta que el relleno esté ligeramente dorado.
6. Enciende la salamandra para terminar de dorar las mitades de calabacín durante 3 o 5 minutos, y sirve.

Consejo sobre los ingredientes. También puedes usar una cuchara para hacer un surco en las mitades de calabacín si prefieres dejar más espacio para el relleno.

QUESO FRITO CON GUACAMOLE

Las papas fritas con guacamole son una de esas botanas que extrañarás cuando sigas la dieta cetogénica. Pero estas frituras de queso son tan fáciles de preparar, que no hay razón para extrañar las papas. ¡Incluso, puede que te gusten más!

30 MINUTOS

VEGETARIANA

Rinde: 2 porciones

Preparación: 10 minutos

Cocción: 10 minutos

Para el queso frito

1 taza de queso rallado (yo uso la mezcla mexicana)

Para el guacamole

1 aguacate machacado

Jugo de ½ limón verde

1 cucharadita de chile jalapeño picado

2 cucharadas de hojas de cilantro frescas, picadas

Sal rosada del Himalaya

Pimienta negra recién molida

POR PREPARACIÓN

Calorías: 646; grasas totales: 54 g; carbohidratos: 16 g; carbohidratos netos: 6 g; fibra: 10 g; proteína: 30 g

POR PORCIÓN

Calorías: 323; grasas totales: 27 g; carbohidratos: 8 g; carbohidratos netos: 3 g; fibra: 5 g; proteína: 15 g

PARA PREPARAR EL QUESO FRITO

1. Precalienta el horno a 350 °F. Cubre una bandeja para horno con papel pergamino o con un tapete de silicona para horno.

2. Forma montones de ¼ de taza de queso rallado en la bandeja, dejando suficiente espacio entre ellos, y hornéalos hasta que los bordes estén dorados y en medio se haya derretido el queso; 7 minutos aproximadamente.

3. Coloca la bandeja sobre una rejilla y permite que las frituras de queso se enfríen durante 5 minutos. Estarán blandas al principio, pero se endurecerán al enfriarse.

PARA PREPARAR EL GUACAMOLE

1. En un tazón mediano, mezcla el aguacate, el jugo de limón, el jalapeño y el cilantro. Sazona con sal rosada del Himalaya y pimienta.

2. Sirve guacamole encima de las frituras de queso.

Consejo sobre los ingredientes. También puedes añadir un poco de jalapeños picados a la mezcla de queso antes de hornear las frituras.

ENSALADA DE "PAPA" CON COLIFLOR

Esta receta es otro gran ejemplo de lo versátil que es la coliflor. Nadie va a creer que esta es realmente una ensalada de papa, pero de todas formas es deliciosa. Siéntete libre de añadir algunas variaciones ¡y la llevarás a un nivel superior!

VEGETARIANA

Rinde: 2 porciones
Preparación: 10 minutos, más 3 horas para que se enfríe
Cocción: 25 minutos

½ cabeza de coliflor
1 cucharada de aceite de oliva
Sal rosada del Himalaya
Pimienta negra recién molida
⅓ de taza de mayonesa
1 cucharada de mostaza
¼ de taza de pepinillos
1 cucharadita de páprika

POR PREPARACIÓN

Calorías: 772; grasas totales: 74 g; carbohidratos: 26 g; carbohidratos netos: 16 g; fibra: 10 g; proteína: 10 g

POR PORCIÓN

Calorías: 386; grasas totales: 37 g; carbohidratos: 13 g; carbohidratos netos: 8 g; fibra: 5 g; proteína: 5 g

1. Precalienta el horno a 400 °F. Cubre una placa para horno con papel aluminio o con un tapete de silicona para horno.
2. Corta la coliflor en trozos de 1 pulgada.
3. Pasa la coliflor a un tazón grande, añade el aceite de oliva, sazona con sal rosada del Himalaya y pimienta, y revuelve.
4. Extiende la coliflor sobre la placa preparada y hornéala durante 25 minutos o hasta que la coliflor se empiece a dorar. A la mitad del tiempo, mueve la placa o voltea la coliflor para que se cocine por todos lados.
5. En un tazón grande, mezcla la coliflor con la mayonesa, la mostaza y los pepinillos. Espolvorea la páprika encima y refrigérala durante 3 horas antes de servir.

Consejo sobre los ingredientes. No utilices floretes ya cortados porque los trozos pueden ser demasiado pequeños o demasiado grandes y la ensalada no se verá realmente como una "ensalada de papa". Asegúrate de usar pedazos de coliflor del tamaño de un bocado.

VARIACIONES
Estas adiciones pueden hacer que la ensalada sea todavía más deliciosa:
• Agrega huevos cocidos y picados encima.
• Añade apio picado y cebolla blanca picada finamente a la mezcla.

PURÉ DE "PAPA" CON COLIFLOR

La coliflor es definitivamente un ingrediente elemental en la dieta keto. Es muy baja en carbohidratos y también versátil. De hecho, para mí es tan buena como una papa.

30 MINUTOS

Rinde: 4 porciones
Preparación: 10 minutos
Cocción: 10 minutos

1 cabeza de coliflor fresca, picada

2 dientes de ajo picados finamente

6 cucharadas de mantequilla

2 cucharadas de crema agria

Sal rosada del Himalaya

Pimienta negra recién molida

1 taza de queso rallado (yo uso Colby Jack)

6 rebanadas de tocino frito y troceado

POR PREPARACIÓN

Calorías: 1513; grasas totales: 132 g; carbohidratos: 34 g; carbohidratos netos: 22 g; fibra: 12 g; proteína: 58 g

POR PORCIÓN

Calorías: 378; grasas totales: 33 g; carbohidratos: 9 g; carbohidratos netos: 6 g; fibra: 3 g; proteína: 15 g

1. Hierve agua en una olla grande a fuego alto. Añade la coliflor. Baja la flama a fuego medio-bajo y déjala hervir suavemente entre 8 y 10 minutos, hasta que esté suave. (También puedes cocer la coliflor al vapor si tienes una vaporera).

2. Escurre la coliflor y pásala a un plato con toallas de papel para que absorban la humedad. Sécala bien para eliminar toda el agua de los floretes. Este paso es importante: debes eliminar tanta agua como sea posible para que el puré no esté líquido.

3. Pasa la coliflor al procesador de alimentos (o a la licuadora) con el ajo, la mantequilla y la crema agria y sazona con sal rosada del Himalaya y pimienta.

4. Procesa alrededor de 1 minuto, parando cada 30 segundos para raspar los costados del tazón.

5. Divide la mezcla de coliflor en cantidades iguales entre cuatro platos pequeños y decora cada uno con el queso y los trozos de tocino. (Este queso debe derretirse con el calor de la coliflor, pero si quieres recalentarla, pasa la coliflor a platos resistentes al calor y déjala 1 minuto abajo de la salamandra para que se caliente y derrita el queso).

6. Sirve caliente.

VARIACIONES

Cualquier cosa que te gustaría poner encima de un puré de papa quedaría de maravilla con el puré de coliflor. Prueba con las siguientes adiciones:

- En lugar de queso Colby, puedes esparcir ¼ de taza de queso parmesano rallado encima, con 2 rebanadas de *prosciutto* picado y 3 cucharadas de cebollín picado. Para dorar el *prosciutto*, déjalo bajo la salamandra un momento.

PAN

Probé muchas variedades de pan cetogénico hasta que finalmente hallé esta combinación. Me encanta su textura y sirve como una receta básica grandiosa para crear variaciones dulces o saladas a partir de ella.

30 MINUTOS

VEGETARIANA

Rinde: 1 hogaza, 12 rebanadas
Preparación: 5 minutos
Cocción: 25 minutos

5 cucharadas de mantequilla a temperatura ambiente, divididas

6 huevos grandes ligeramente batidos

1½ tazas de harina de almendra

3 cucharaditas de polvo para hornear

1 medida de MCT Oil Powder (opcional, pero no tiene sabor y añade grasas de alta calidad; yo uso MCT Oil Powder de Perfect Keto)

1 pizca de sal rosada del Himalaya

POR HOGAZA

Calorías: 1973; grasas totales: 178 g; carbohidratos: 46 g; carbohidratos netos: 27 g; fibra: 19 g; proteína: 74 g

POR REBANADA

Calorías: 165; grasas totales: 15 g; carbohidratos: 4 g; carbohidratos netos: 2 g; fibra: 2 g; proteína: 6 g

1. Precalienta el horno a 390 °F. Engrasa un molde para pan de 9 x 5 pulgadas con 1 cucharada de mantequilla.

2. En un tazón grande, usa una batidora de mano para mezclar los huevos, la harina de almendra, las otras 4 cucharadas de mantequilla, el polvo para hornear, el MCT Oil Powder (si lo usas) y la sal rosada del Himalaya hasta combinarlos completamente. Vierte la masa en el molde preparado.

3. Hornéalo durante 25 minutos o hasta que insertes un palillo de dientes en el centro y salga limpio.

4. Rebana y sirve.

VARIACIONES

Es posible que extrañes el pan en la dieta cetogénica. Además de la receta principal, prueba estas variaciones:

- Pan de calabaza: mezcla todos los ingredientes junto con ¼ de lata de puré de calabaza puro. (Asegúrate de no comprar una mezcla para pay de calabaza con azúcar; solo quieres el puré de calabaza. En mi experiencia, Trader Joe's lo vende solo en temporada, pero puedes encontrarlo en Target, Safeway o Walmart todo el año). También mezcla 2 o 3 cucharadas de estevia líquida, dependiendo de qué tan dulce te guste, y 1 cucharada de especias para pay de calabaza (una mezcla de canela, nuez moscada, jengibre y pimienta de Jamaica). Hornea siguiendo las instrucciones de la receta.

- Pan con chispas de chocolate: mezcla los ingredientes como se indica. Luego, incorpora ½ taza de chispas de chocolate adecuadas para la dieta cetogénica. Yo uso Lily's, que están endulzadas con estevia.

HUEVOS A LA DIABLA

Siempre he sido adicta a los huevos a la diabla. Me encanta esta receta en particular, con crema agria en la mezcla de huevo. Esta receta te cambia la vida.

VEGETARIANA

Rinde: 24 huevos a la diabla
Preparación: 30 minutos
Cocción: 15 minutos

12 huevos grandes
½ taza de mayonesa
¼ de taza de crema agria
1 cucharada de mostaza en polvo
Sal rosada del Himalaya
Pimienta negra recién molida
1 cucharadita de páprika

POR PREPARACIÓN

Calorías: 1775; grasas totales: 159 g; carbohidratos: 12 g; carbohidratos netos: 11 g; fibra: 1 g; proteína: 79 g

POR CADA MITAD DE HUEVO

Calorías: 74; grasas totales: 7 g; carbohidratos: 1 g; carbohidratos netos: 0 g; fibra: 0 g; proteína: 3 g

1. Para cocer los huevos, acomódalos en una olla grande y cúbrelos con 3 o 4 pulgadas de agua. Deja que hierva el agua, apaga el fuego, tapa la olla y déjala reposar 15 minutos. Cuela los huevos y llena la olla con agua helada (puedes agregar hielo también). Uno por uno, golpéalos suavemente contra la mesa para romper el cascaron y pélalos bajo el chorro de agua fría. Déjalos sobre un plato con toallas de papel.

2. Corta los huevos a la mitad, longitudinalmente. Con una cuchara pequeña, saca las yemas con cuidado, pásalas a un tazón pequeño y aplástalas.

3. Agrega la mayonesa, la crema agria y la mostaza, y sazona con sal rosada del Himalaya y pimienta. Mezcla con un tenedor hasta obtener una consistencia suave.

4. Sirve la mezcla de yema en los huecos de las claras o usa una manga pastelera si quieres que se vea bonito. Espolvorea la páprika encima y sirve.

Consejo para simplificar. Mi hija ve muchos videos de YouTube, usualmente videos de pastelería o DIY, ¡y encuentra unos trucos fabulosos! Uno que ya adopté es una forma muy sencilla de meter la mezcla en una manga pastelera. Solo necesitas una bolsa resellable para sándwich y una taza. Mete la bolsa en la taza, doblando los bordes de la bolsa por encima de la orilla de la taza. Sirve la mezcla en la bolsa, levántala de la taza, corta una pequeña esquina, ¡y listo! Tienes tu manga pastelera.

VARIACIONES

- Huevos a la diabla con tocino, lechuga y tomate: decora la mezcla de huevo con trozos de tocino, tomate picado y albahaca picada, que toma el lugar de la lechuga.

- Huevos a la diabla con tocino y jalapeño: esta versión añade trozos de tocino y jalapeños picados a la mezcla de huevo. Quita las semillas del chile para que pique menos.

- Huevos a la diabla con tocino y aguacate: agrega ½ aguacate a la mezcla de huevo junto con 1 cucharada de jugo de limón verde recién exprimido. Luego trocea 2 rebanadas de tocino frito encima. También me gusta sustituir la páprika con Tajín, un sazonador mexicano.

REBANADAS DE PEPINO CON ENSALADA DE POLLO Y NUECES PECANAS

Me encantaba la ensalada de pollo Sonoma de Whole Foods porque el pollo, el apio, las uvas y las nueces pecanas son una combinación deliciosa. En esta receta eliminé las uvas para adecuarla a la dieta cetogénica y agregué rebanadas de pepino para darle una textura crujiente y fresca. Este platillo es una cena ligera sumamente fácil de preparar o un entremés perfecto.

30 MINUTOS

SIN COCCIÓN

Rinde: 2 porciones
Preparación: 15 minutos

1 taza de pechuga de pollo cocida, picada

2 cucharadas de mayonesa

¼ de taza de nueces pecanas picadas

¼ de taza de apio picado

Sal rosada del Himalaya

Pimienta negra recién molida

1 pepino pelado y cortado en rebanadas de ¼ de pulgada

POR PREPARACIÓN

Calorías: 646; grasas totales: 47 g; carbohidratos: 12 g; carbohidratos netos: 7 g; fibra: 5 g; proteína: 46 g

POR PORCIÓN

Calorías: 323; grasas totales: 24 g; carbohidratos: 6 g; carbohidratos netos: 4 g; fibra: 3 g; proteína: 23 g

1. En un tazón mediano, revuelve el pollo, la mayonesa, las nueces pecanas y el apio. Sazona con sal rosada del Himalaya y pimienta.

2. Acomoda las rebanadas de pepino en un plato y añade una pizca de sal rosada del Himalaya a cada una.

3. Sirve un poco de la mezcla de pollo sobre cada rebanada de pepino.

Consejo sobre los ingredientes. He mantenido las rebanadas envueltas en el refrigerador durante 2 días antes de servirlas y todavía estaban frescas y crujientes.

DIP DE POLLO BÚFALO

Este *dip* es una magnífica botana para un día de juego. Tiene todo el sabor de las alitas de pollo, pero en *dip*.

30 MINUTOS

Rinde: 2 porciones
Preparación: 10 minutos
Cocción: 20 minutos

Mantequilla o aceite de oliva, para engrasar el molde

1 pechuga de pollo grande cocida, sin hueso, desmenuzada

8 onzas de queso crema

½ taza de queso *cheddar* rallado

½ taza de aderezo de queso azul

¼ de taza de salsa para alitas búfalo (yo uso Frank's RedHot Sauce)

POR PREPARACIÓN

Calorías: 1717; grasas totales: 145 g; carbohidratos: 15 g; carbohidratos netos: 15 g; fibra: 0 g; proteína: 81 g

POR PORCIÓN

Calorías: 859; grasas totales: 73 g; carbohidratos: 8 g; carbohidratos netos: 8 g; fibra: 0 g; proteína: 41 g

1. Precalienta el horno a 375 °F. Engrasa un molde para horno pequeño.

2. En un tazón mediano, revuelve el pollo, el queso crema, el queso *cheddar*, el aderezo de queso azul y la salsa para alitas. Pasa la mezcla al molde que tienes preparado.

3. Hornéala durante 20 minutos.

4. Vierte la mezcla en un plato para *dip* y sirve caliente.

Consejo para servir. Acompaña este *dip* con tallos de apio o cortezas de cerdo fritas.

COLES DE BRUSELAS ROSTIZADAS CON TOCINO

¡Yo probé las coles de Bruselas por primera vez cuando cumplí 30 años! La primera vez que las comí estaban rostizadas y me di cuenta de que me encantaban. Este platillo es mucho más que fácil porque los trozos de tocino se cocinan mientras las coles de Bruselas se rostizan, todo en una sola fuente, para un platillo lleno de sabor.

30 MINUTOS

Rinde: 2 porciones
Preparación: 5 minutos
Cocción: 25 minutos

½ libra de coles de Bruselas limpias, podadas y cortadas a la mitad

1 cucharada de aceite de oliva

Sal rosada del Himalaya

Pimienta negra recién molida

1 cucharadita de hojuelas de chile de árbol

6 rebanadas de tocino

1 cucharada de queso parmesano rallado

POR PREPARACIÓN

Calorías: 496; grasas totales: 36 g; carbohidratos: 21 g; carbohidratos netos: 13 g; fibra: 9 g; proteína: 27 g

POR PORCIÓN

Calorías: 248; grasas totales: 18 g; carbohidratos: 11 g; carbohidratos netos: 7 g; fibra: 5 g; proteína: 14 g

1. Precalienta el horno a 400 °F.
2. En un tazón mediano, revuelve las coles de Bruselas con el aceite, sazona con sal rosada del Himalaya y pimienta y añade las hojuelas de chile de árbol.
3. Corta las rebanadas de tocino en trozos de 1 pulgada (yo uso tijeras de cocina).
4. Coloca las coles de Bruselas y el tocino en una sola capa en una bandeja para horno. Rostízalas alrededor de 25 minutos. Cuando haya pasado la mitad del tiempo, aproximadamente, agita la bandeja para mover las coles o revuélvelas. Deben estar crujientes y doradas por fuera.
5. Saca las coles de Bruselas del horno. Divídelas entre dos platos, decora cada uno con queso parmesano y sirve.

Consejo sobre los ingredientes. Simplemente, elimina el queso parmesano si quieres preparar un platillo sin lácteos.

ROLLOS DE SALAMI, *PEPERONCINO* Y QUESO CREMA

Estos rollos son un aperitivo maravilloso que puedes llevar a una reunión o, simplemente, tenerlos en tu refrigerador para que siempre tengas algo de la dieta cetogénica a la mano. Llena el interior de estos rollos con lo que gustes. Últimamente he disfrutado mucho los *peperoncinos*. ¡Hacen que todo sepa mucho más delicioso! Otro detalle magnífico sobre este platillo es que no necesita cocción, solo un poco de fuerza para aplanar el queso crema.

SIN COCCIÓN

Rinde: 2 porciones

Preparación: 20 minutos, más 6 horas para enfriar

8 onzas de queso crema a temperatura ambiente

¼ de libra de salami rebanado finamente

2 cucharadas de *peperoncinos* rebanados (yo uso Mezzetta)

POR PREPARACIÓN

Calorías: 1166; grasas totales: 107 g; carbohidratos: 13 g; carbohidratos netos: 13 g; fibra: 0 g; proteína: 38 g

POR PORCIÓN

Calorías: 583; grasas totales: 54 g; carbohidratos: 7 g; carbohidratos netos: 7 g; fibra: 0 g; proteína: 19 g

1. Extiende una hoja de plástico adherente sobre una tabla para picar o sobre tu superficie de trabajo.
2. Coloca el queso crema en el centro del plástico y agrega después otra capa de plástico adherente encima. Con un rodillo, aplana el queso crema hasta que esté uniforme y tenga un grosor de ¼ de pulgada aproximadamente. Intenta que la forma se asemeje a un rectángulo.
3. Quita la capa superior de plástico.
4. Acomoda las rebanas de salami superponiéndolas hasta cubrir por completo la capa de queso crema.
5. Coloca una hoja nueva de plástico adherente encima de la capa de salami para que puedas voltear el rectángulo de queso y salami. Voltéalo, dejando el queso arriba.
6. Quita esa hoja de plástico y añade una capa de *peperoncinos* rebanados encima.
7. Enrolla los ingredientes firmemente para formar un tronco, presionando la carne y el queso crema. (Deberá estar tan firme como sea posible). Luego, envuelve el rollo con plástico adherente y refrigéralo por lo menos 6 horas para que se asiente.
8. Usa un cuchillo filoso para cortarlo en rebanadas y sirve.

Consejo sobre los ingredientes. Puedes sustituir el *peperoncino* por una variedad de ingredientes, incluyendo pepinillos, cebolletas, chiles jalapeños picados o pimiento morrón rebanado.

FILETES DE COLIFLOR CON TOCINO Y QUESO AZUL

Esta receta incluye los sabores familiares de una ensalada con lechuga en trozo, pero en lugar de esta, tiene un filete de coliflor caliente y caramelizado como base. Está decorada con un aderezo de queso azul y tocino crujiente.

30 MINUTOS

UNA SARTÉN

Rinde: 2 porciones
Preparación: 5 minutos
Cocción: 20 minutos

½ cabeza de coliflor

1 cucharada de aceite de oliva

Sal rosada del Himalaya

Pimienta negra recién molida

4 rebanadas de tocino

2 cucharadas de aderezo de queso azul (yo uso Trader Joe's Chunky Blue Cheese)

POR PREPARACIÓN

Calorías: 507; grasas totales: 38 g; carbohidratos: 22 g; carbohidratos netos: 14 g; fibra: 8 g; proteína: 22 g

POR PORCIÓN

Calorías: 254; grasas totales: 19 g; carbohidratos: 11 g; carbohidratos netos: 7 g; fibra: 4 g; proteína: 11 g

1. Precalienta el horno a 425 °F. Cubre una placa para horno con papel aluminio o con un tapete de silicona para horno.

2. Para preparar los filetes de coliflor, quita y desecha las hojas y corta la coliflor en rebanadas de 1 pulgada de grosor. Puedes rostizar también los floretes que se desprendan.

3. Acomoda los filetes de coliflor sobre la placa para horno que tienes preparada y úntalos con aceite de oliva. Deben estar ligeramente cubiertos en la superficie para que se caramelicen. Sazona con sal rosada del Himalaya y pimienta. Coloca las rebanadas de tocino en la placa, junto con los floretes de coliflor que se desprendieron.

4. Rostiza los filetes de coliflor durante 20 minutos.

5. Acomódalos en dos platos. Rocía el aderezo de queso azul encima, decora con trozos de tocino y sirve.

Consejo sobre sustituciones. Puedes seguir las mismas instrucciones para preparar este platillo con filetes de repollo en lugar de coliflor.

JALAPEÑOS ENVUELTOS CON TOCINO

En otoño e invierno, cuando estoy pegada a la televisión viendo jugar a mis Broncos de Denver, ¡este es uno de mis platillos favoritos para los juegos! Es muy fácil de hacer, pues tiene solo tres ingredientes, pero sí requiere bastante tiempo de preparación. (Yo pongo a mi hija a preparar los ingredientes para no perderme el juego).

30 MINUTOS

UNA SARTÉN

Rinde: 20 mitades de jalapeño envueltas con tocino

Preparación: 10 minutos

Cocción: 20 minutos

10 jalapeños

8 onzas de queso crema a temperatura ambiente

1 libra de tocino (usarás media rebanada aproximadamente para cada mitad de jalapeño)

POR PREPARACIÓN

Calorías: 3272; grasas totales: 268 g; carbohidratos: 24 g; carbohidratos netos: 20 g; fibra: 4 g; proteína: 183 g

POR PORCIÓN

Calorías: 164; grasas totales: 13 g; carbohidratos: 1 g; carbohidratos netos: 1 g; fibra: 0 g; proteína: 9 g

1. Precalienta el horno a 450 °F. Cubre una bandeja para horno con papel aluminio o con un tapete de silicona para horno.

2. Corta los jalapeños a la mitad, longitudinalmente, y quítales las semillas y las venas (si quieres que pique más, déjalas). Acomódalos en la bandeja preparada con el corte hacia arriba.

3. Extiende un poco de queso crema dentro de cada mitad de jalapeño.

4. Envuelve cada mitad de jalapeño con una rebanada de tocino (dependiendo del tamaño del jalapeño, usa una rebanada o la mitad).

5. Asegura el tocino alrededor de cada jalapeño con 1 o 2 palillos de dientes para que se quede en su lugar mientras se hornea.

6. Hornéalos durante 20 minutos, hasta que el tocino esté cocido y crujiente.

7. Sirve caliente o a temperatura ambiente. De cualquier manera, ¡son deliciosos!

Consejo sobre los ingredientes. Te recomiendo utilizar guantes de plástico cuando estés preparando estos jalapeños frescos. La capsaicina del chile se queda en tu piel incluso después de lavarte las manos varias veces y puede ser irritante. Es muy fácil olvidarlo y tocarte los ojos o la cara.

ENSALADA CREMOSA DE BRÓCOLI Y TOCINO

Esta ensalada fresca, cremosa y fría es el complemento perfecto para carnes y pescados a la parrilla o cualquier entremés de verano. La textura crujiente del brócoli crudo es la estrella del plato, pero el aderezo de mostaza y miel le añade un agradable sabor dulce a los ingredientes salados.

Rinde: 2 porciones
Preparación: 10 minutos, más 1 hora, por lo menos, para enfriar
Cocción: 10 minutos

6 rebanadas de tocino
½ libra de brócoli fresco cortado en floretes pequeños
¼ de taza de almendras fileteadas
⅓ de taza de mayonesa
1 cucharada de aderezo de miel y mostaza

POR PREPARACIÓN

Calorías: 1097; grasas totales: 97 g; carbohidratos: 32 g; carbohidratos netos: 22 g; fibra: 10 g; proteína: 32 g

POR PORCIÓN

Calorías: 549; grasas totales: 49 g; carbohidratos: 16 g; carbohidratos netos: 11 g; fibra: 5 g; proteína: 16 g

1. En una sartén grande, a fuego medio-alto, fríe el tocino por ambos lados hasta que esté crujiente (8 minutos, aproximadamente). Pasa el tocino a un plato con toallas de papel para escurrir la grasa y que se enfríe durante 5 minutos. Cuando esté frío, corta el tocino en trozos pequeños.

2. En un tazón grande, revuelve el brócoli con las almendras y el tocino.

3. En un tazón pequeño, mezcla la mayonesa y el aderezo de mostaza y miel.

4. Agrega el aderezo a la ensalada de brócoli y revuelve bien.

5. Enfría la ensalada durante 1 hora o más antes de servir.

Consejo sobre sustituciones. Puedes sustituir las almendras fileteadas por semillas de girasol.

VARIACIONES

Considera añadir estos elementos a la ensalada para hacerla más crujiente y dulce:

- ½ cebolla morada picada o 2 cebolletas picadas
- 2 zanahorias ralladas

Cinco

Platillos con pescados y aves

El pollo y el pescado son ingredientes esenciales en mi casa. Hay muchas formas de añadir sabor y grasa a estas proteínas para volverlas todavía más deliciosas y perfectas dentro de la dieta cetogénica. Puedes disfrutar cualquiera de estos platillos principales por su cuenta o puedes acompañarlos con una guarnición del capítulo 4. Ya sea que estés buscando un platillo crujiente o cremoso, este capítulo está lleno de recetas que te encantará preparar una y otra vez.

Índice de recetas

PESCADO AL HORNO CON LIMÓN Y MANTEQUILLA

Un pescado suave y grasoso es un plato que puedo comer cualquier día de la semana. El limón provee la contraparte fresca al pescado suave y las alcaparras le dan al platillo un tono ácido.

30 MINUTOS

Rinde: 2 porciones
Preparación: 10 minutos
Cocción: 20 minutos

4 cucharadas de mantequilla, más la necesaria para engrasar

2 filetes (5 onzas) de tilapia

Sal rosada del Himalaya

Pimienta negra recién molida

2 dientes de ajo picados finamente

Ralladura y jugo de 1 limón amarillo

2 cucharadas de alcaparras coladas y picadas

POR PREPARACIÓN

Calorías: 597; grasas totales: 52 g; carbohidratos: 9 g; carbohidratos netos: 6 g; fibra: 2 g; proteína: 29 g

POR PORCIÓN

Calorías: 299; grasas totales: 26 g; carbohidratos: 5 g; carbohidratos netos: 3 g; fibra: 1 g; proteína: 16 g

1. Precalienta el horno a 400 °F. Engrasa con mantequilla un molde refractario de 8 pulgadas.

2. Seca los filetes de tilapia con toallas de papel y sazona ambos lados con sal rosada del Himalaya y pimienta. Acomódalos en el molde preparado.

3. Derrite la mantequilla en una sartén mediana a fuego medio. Agrega el ajo y cocínalo 3 o 5 minutos hasta que se dore ligeramente, pero no dejes que se queme.

4. Quita la mantequilla de ajo del fuego, agrega la ralladura de limón y 2 cucharadas de jugo de limón y revuelve.

5. Vierte la salsa de limón y mantequilla sobre el pescado y esparce las alcaparras en la bandeja.

6. Hornéalos entre 12 y 15 minutos, hasta que el pescado esté bien cocido, y sirve.

Consejo sobre sustituciones. Puedes usar cualquier pescado blanco suave en esta receta. Incluso el salmón es delicioso con la salsa de limón y mantequilla.

TAZÓN DE PESCADO

El tazón de pescado aprovecha al máximo unos pocos ingredientes: los tonos excitantes del chile, el limón y el pimiento rojo del sazonador Tajín. La mezcla de ensalada de repollo te ahorra mucho tiempo y a mí simplemente me encanta la textura crujiente del repollo mezclado con la suavidad del aguacate.

30 MINUTOS

Rinde: 2 porciones
Preparación: 10 minutos
Cocción: 15 minutos

2 filetes (5 onzas) de tilapia

1 cucharada de aceite de oliva

4 cucharaditas de sazonador Tajín, divididas

2 tazas de mezcla de repollo ya rebanado para ensalada

1 cucharada de Spicy Red Pepper Miso Mayo, más la necesaria para servir

1 aguacate machacado

Sal rosada del Himalaya

Pimienta negra recién molida

POR PREPARACIÓN

Calorías: 629; grasas totales: 47 g; carbohidratos: 23 g; carbohidratos netos: 10 g; fibra: 14 g; proteína: 32 g

POR PORCIÓN

Calorías: 315; grasas totales: 24 g; carbohidratos: 12 g; carbohidratos netos: 5 g; fibra: 7 g; proteína: 16 g

1. Precalienta el horno a 425 °F. Cubre una bandeja para horno con papel aluminio o con un tapete de silicona para horno.

2. Unta los filetes de tilapia con el aceite de oliva y luego cúbrelos con 2 cucharadas de sazonador Tajín. Acomoda el pescado en la bandeja preparada.

3. Hornéalo durante 15 minutos o hasta que el pescado esté opaco cuando insertes un tenedor. Deja el pescado sobre una rejilla y permite que se enfríe durante 4 minutos.

4. Mientras, en un tazón mediano, mezcla suavemente el repollo con Miso Mayo. El repollo no debe estar muy húmedo, solo lo suficiente para aderezarlo. Agrega el aguacate machacado y las 2 cucharaditas restantes de Tajín y sazona con sal rosada del Himalaya y pimienta. Divide la ensalada entre dos tazones.

5. Usa dos tenedores para desmenuzar el pescado en trozos pequeños y añádelos a los tazones.

6. Decora cada pescado con un poco de Miso Mayo y sirve.

Consejo sobre los ingredientes. Si no tienes Spicy Red Pepper Miso Mayo, la crema de aguacate y limón (página 166) también es un complemento maravilloso.

VIEIRAS CON SALSA CREMOSA DE TOCINO

Me encantan las vieiras grandes y jugosas, cocidas solo lo suficiente y remojadas en una salsa cremosa. Cuando las compres, elige vieiras de mar, que son mucho más grandes que las de bahía, y evita las congeladas porque son más duras. No olvides retirar el pequeño músculo lateral de las vieiras marinas antes de enjuagarlas.

30 MINUTOS

Rinde: 2 porciones
Preparación: 5 minutos
Cocción: 20 minutos

4 rebanadas de tocino

1 taza de crema espesa (para batir)

1 cucharada de mantequilla

½ taza de queso parmesano rallado

Sal rosada del Himalaya

Pimienta negra recién molida

1 cucharada de *ghee*

8 vieiras de mar grandes, enjuagadas y secas

POR PREPARACIÓN

Calorías: 1563; grasas totales: 145 g; carbohidratos: 21 g; carbohidratos netos: 20 g; fibra: 1 g; proteína: 47 g

POR PORCIÓN

Calorías: 782; grasas totales: 73 g; carbohidratos: 11 g; carbohidratos netos: 10 g; fibra: 0 g; proteína: 24 g

1. En una sartén mediana, a fuego medio-alto, cocina el tocino por ambos lados hasta que esté crujiente (8 minutos, aproximadamente). Pasa el tocino a un plato con toallas de papel.

2. Baja la flama a fuego medio. Añade la crema, la mantequilla y el queso parmesano a la grasa del tocino y sazona con una pizca de sal rosada del Himalaya y pimienta. Baja la flama a fuego bajo y cocínalos, moviendo constantemente, hasta que la salsa se espese y se reduzca hasta la mitad (10 minutos, aproximadamente).

3. Aparte, en una sartén grande a fuego medio-alto, calienta el *ghee* hasta que empiece a crepitar.

4. Sazona las vieiras con sal rosada del Himalaya y pimienta y añádelas a la sartén. Cocínalas solo 1 minuto por lado. No las juntes. Si tu sartén no es lo suficientemente grande, cocínalas en dos partes. Deben quedar doradas por los dos lados.

5. Pasa las vieiras a un plato con toallas de papel.

6. Divide la salsa entre dos platos, esparce el tocino encima de la salsa y acomoda 4 vieiras en cada plato. Sirve de inmediato.

VARIACIONES

Esta receta tiene mucho sabor, así que es perfecto añadir otros sabores frescos:

- Agrega 6 onzas de espinacas frescas a una sartén pequeña con 1 cucharada de mantequilla a fuego medio-alto. Cocínalas hasta que se suavicen (1 minuto, aproximadamente). Incorpóralas a la salsa junto antes de servir el platillo de vieiras.

- Exprime el jugo de ½ limón amarillo y agrégalo a la salsa antes de servir. Acompaña las vieiras con 1 cucharada de perejil italiano picado.

TAZONES DE LECHUGA CON AGUACATE Y CAMARONES

Los tazones de lechuga son una alternativa fantástica a la ensalada, y son más divertidos de comer. Necesitas las hojas de lechuga mantequilla más grandes para llenarlas hasta el tope con ricos camarones, aguacate cremoso y jitomates jugosos. La Spicy Red Pepper Miso Mayo es un condimento que realmente me encanta: una mayonesa vegana ácida que añade un buen sabor a todos los alimentos.

30 MINUTOS

UNA SARTÉN

Rinde: 2 porciones
Preparación: 10 minutos
Cocción: 5 minutos

1 cucharada de *ghee*
½ libra de camarones (yo descongelo Trader Joe's Frozen Medium Cooked Shrimp, que ya vienen pelados, limpios y sin colas)
½ taza de tomates uva cortados a la mitad
½ taza de aguacate rebanado
Sal rosada del Himalaya
Pimienta negra recién molida
4 hojas de lechuga mantequilla enjuagadas y secas
1 cucharada de Spicy Red Pepper Miso Mayo

1. Calienta el *ghee* en una sartén mediana a fuego medio-alto. Añade los camarones y cocínalos. (Yo uso camarones cocidos, así que solo toma 1 minuto calentarlos y luego voltearlos para que se terminen de cocer. Los camarones crudos tardan 2 minutos aproximadamente para cocinarse). Sazona con sal rosada del Himalaya y pimienta. Los camarones están cocidos cuando cambien de color a un rosa opaco.

2. Sazona los tomates y el aguacate con sal rosada del Himalaya y pimienta.

3. Divide los tazones de lechuga entre dos platos. Llena cada uno con camarones, tomates y aguacate. Rocía la mayonesa encima y sirve.

Consejo sobre sustituciones. Spicy Red Pepper Miso Mayo está disponible en la mayoría de los supermercados, pero si no la encuentras, puedes preparar tu propia mayonesa de Sriracha (página 168).

POR PREPARACIÓN

Calorías: 652; grasas totales: 36 g; carbohidratos: 14 g; carbohidratos netos: 8 g; fibra: 6 g; proteína: 66 g

POR PORCIÓN

Calorías: 326; grasas totales: 11 g; carbohidratos: 7 g; carbohidratos netos: 4 g; fibra: 3 g; proteína: 33 g

CAMARONES CON MANTEQUILLA DE AJO

¡Solo tienes que esperar 15 minutos para que esta maravilla llena de mantequilla entre en tu boca! Me encanta una comida que puede prepararse en una sola fuente, y me fascina una comida donde la mantequilla es uno de los ingredientes principales, así que este platillo es perfecto para mí y para cualquiera que siga la dieta cetogénica.

30 MINUTOS

UNA SARTÉN

Rinde: 2 porciones
Preparación: 10 minutos
Cocción: 15 minutos

3 cucharadas de mantequilla

½ libra de camarones (yo descongelo Trader Joe's Frozen Medium Cooked Shrimp, que ya vienen pelados, limpios y sin colas)

Sal rosada del Himalaya

Pimienta negra recién molida

1 limón amarillo, cortado a la mitad

2 dientes de ajo machacados

¼ de cucharadita de hojuelas de chile de árbol (opcional)

POR PREPARACIÓN

Calorías: 658; grasas totales: 40 g; carbohidratos: 10 g; carbohidratos netos: 8 g; fibra: 2 g; proteína: 64 g

POR PORCIÓN

Calorías: 329; grasas totales: 20 g; carbohidratos: 5 g; carbohidratos netos: 4 g; fibra: 1 g; proteína: 32 g

1. Precalienta el horno a 425 °F.
2. Pasa la mantequilla a un molde refractario de 8 pulgadas y métela al horno mientras este se calienta, solo hasta que la mantequilla se derrita.
3. Esparce sal rosada del Himalaya y pimienta sobre los camarones.
4. Corta una mitad de limón en rebanadas y la otra en dos cuartos.
5. En el molde, agrega los camarones y el ajo a la mantequilla. Los camarones deben quedar en una sola capa. Agrega las rebanadas de limón. Esparce las hojuelas de chile de árbol encima de los camarones (si las usas).
6. Hornea los camarones durante 15 minutos. Muévelos cuando haya transcurrido la mitad del tiempo.
7. Saca los camarones del horno y exprime el jugo de las mitades de limón sobre el platillo. Sirve caliente.

Consejo sobre los ingredientes. Usa la salsa de mantequilla sobrante para verterla encima de tallarines de verdura o Miracle Noodles y sírvelos acompañando a los camarones.

SALMÓN AL AJO CON QUESO PARMESANO Y ESPÁRRAGOS

Este es un platillo básico para mí. Uso filetes individuales de salmón o el filete entero. La deliciosa salsa de ajo y mantequilla cubre el salmón y los espárragos creando un sabor maravilloso.

30 MINUTOS

Rinde: 2 porciones
Preparación: 10 minutos
Cocción: 15 minutos

2 filetes (6 onzas) de salmón, con la piel

Sal rosada del Himalaya

Pimienta negra recién molida

1 libra de espárragos frescos, sin la base dura

3 cucharadas de mantequilla

2 dientes de ajo picados finamente

¼ de taza de queso parmesano rallado

POR PREPARACIÓN

Calorías: 867; grasas totales: 52 g; carbohidratos: 20 g; carbohidratos netos: 11 g; fibra: 10 g; proteína: 83 g

POR PORCIÓN

Calorías: 434; grasas totales: 26 g; carbohidratos: 10 g; carbohidratos netos: 6 g; fibra: 5 g; proteína: 42 g

1. Precalienta el horno a 400 °F. Cubre una bandeja para horno con papel aluminio o con un tapete de silicona para horno.

2. Seca el salmón con toallas de papel y sazónalo por ambos lados con sal rosada del Himalaya y pimienta.

3. Acomoda el salmón en medio de la bandeja preparada y coloca los espárragos alrededor del salmón.

4. Derrite la mantequilla en una olla pequeña a fuego medio. Agrega el ajo picado y revuelve hasta que el ajo se empiece a dorar (3 minutos, aproximadamente).

5. Rocía la salsa de mantequilla y ajo sobre el salmón y los espárragos y cubre ambos con el queso parmesano.

6. Hornéalo hasta que el salmón esté cocido y los espárragos estén suaves, pero firmes (12 minutos, aproximadamente). Puedes encender la salamandra al final del tiempo de cocción y asarlo alrededor de tres minutos para dorar un poco los espárragos.

7. Sirve caliente.

Consejo sobre sustituciones. Si no tienes espárragos, puedes usar judías verdes frescas.

TAZONES DE ARROZ *SHIRATAKI* CON SALMÓN SELLADO

Me encantan los tazones *poke*. Los como todo el tiempo porque el salmón crudo es uno de mis alimentos favoritos. Tal vez, técnicamente no pueda llamar a esta creación *poke*, pero está inspirada en los mismos sabores.

Rinde: 2 porciones
Preparación: 10 minutos, más 30 minutos para marinar
Cocción: 10 minutos

2 filetes (6 onzas) de salmón, con la piel

4 cucharadas de salsa de soya (o aminoácidos de coco), divididas

2 pepinos persas pequeños o ½ pepino inglés grande

1 cucharada de *ghee*

1 paquete (8 onzas) de Miracle Shirataki Rice

1 aguacate picado

Sal rosada del Himalaya

Pimienta negra recién molida

POR PREPARACIÓN

Calorías: 655; grasas totales: 35 g; carbohidratos: 15 g; carbohidratos netos: 9 g; fibra: 6 g; proteína: 71 g

POR PORCIÓN

Calorías: 328; grasas totales: 18 g; carbohidratos: 8 g; carbohidratos netos: 5 g; fibra: 3 g; proteína: 36 g

1. Coloca el salmón en un molde refractario de 8 pulgadas y añade 3 cucharadas de salsa de soya. Tapa el molde y déjalo marinar en el refrigerador durante 30 minutos.

2. Mientras, rebana los pepinos finamente, acomódalos en un tazón pequeño y agrega la cucharada restante de salsa de soya. Reserva para que se marine.

3 Derrite el *ghee* en una sartén mediana a fuego medio. Agrega los filetes de salmón con la piel hacia abajo. Vierte un poco de la marinada de salsa de soya sobre el salmón y séllalo 3 o 4 minutos por cada lado.

4. Mientras, en una olla grande, cocina el arroz *shirataki* como indican las instrucciones del paquete:

- Enjuaga el arroz *shirataki* con agua fría en un colador.
- En una olla con agua hirviendo, cocina el arroz durante 2 minutos.
- Cuela el arroz y seca la olla.
- Pasa el arroz a la olla seca y tuéstalo a fuego medio hasta que se seque y se opaque.

5. Sazona el aguacate con sal rosada del Himalaya y pimienta.

6. Acomoda los filetes de salmón en un plato y retira la piel. Corta el salmón en trozos pequeños.

7. Ensambla los tazones de arroz: en dos tazones, sirve una capa de Miracle Rice cocido. Decora cada uno con pepinos, aguacate y salmón, y sirve.

VARIACIONES

¡La parte divertida de un tazón *poke* es personalizar los complementos! Algunos de mis favoritos son:

- Mayonesa miso
- *Furikake* (mezcla de semillas de ajonjolí y alga)
- Cangrejo fresco cocido
- Cebolletas rebanadas
- Jengibre fresco pelado y rebanado
- *Wasabi*

PASTELILLOS DE SALMÓN Y CORTEZAS DE CERDO

Esta receta de pastelillos de pescado es fácil de preparar porque utiliza salmón enlatado. A mí me gusta el salmón enlatado de Wild Planet porque es salmón rosa fresco y salvaje. El sabor es sorprendente y disfruto saber que como un producto de la más alta calidad. Las cortezas de cerdo trituradas ayudan a aglutinar los pastelillos como una costra de migas de pan, pero con más sabor.

30 MINUTOS

Rinde: 2 porciones
Preparación: 10 minutos
Cocción: 10 minutos

6 onzas de salmón salvaje de Alaska enlatado, colado

2 cucharadas de cortezas de cerdo fritas, trituradas

1 huevo ligeramente batido

3 cucharadas de mayonesa, divididas

Sal rosada del Himalaya

Pimienta negra recién molida

1 cucharada de *ghee*

½ cucharada de mostaza Dijon

POR PREPARACIÓN

Calorías: 724; grasas totales: 61 g; carbohidratos: 2 g; carbohidratos netos: 2 g; fibra: 0 g; proteína: 47 g

POR PORCIÓN

Calorías: 362; grasas totales: 31 g; carbohidratos: 1 g; carbohidratos netos: 1 g; fibra: 0 g; proteína: 24 g

1. En un tazón mediano, revuelve el salmón, las cortezas de cerdo, el huevo y 1½ cucharadas de mayonesa, y sazona con sal rosada del Himalaya y pimienta.

2. Con la mezcla de salmón, forma tortitas del tamaño de un disco de hockey o más pequeñas. Sigue apretándolas en tus manos hasta que conserven la forma.

3. Derrite el *ghee* en una sartén mediana a fuego medio-alto. Cuando el *ghee* crepite, coloca las tortitas de salmón en la sartén. Cocínalas alrededor de 3 minutos por cada lado hasta que se doren. Pasa las tortitas a un plato con toallas de papel.

4. En un tazón pequeño, mezcla las 1½ cucharadas de mayonesa restantes y la mostaza.

5. Sirve los pastelillos de salmón con la salsa de mayonesa y mostaza como *dip*.

Consejo sobre los ingredientes. Recomiendo comprar salmón salvaje y no de granja. Algunas tiendas venden ambos y, en mi experiencia, si está etiquetado "Salmón del Atlántico" (*Atlantic salmon*), es de granja, así que asegúrate de leer las etiquetas.

SALMÓN CREMOSO CON ENELDO

El salmón es mi alimento favorito. Lo disfruto de cualquier manera: ahumado, horneado o sellado. Esta receta de salmón es tan fácil y tan cremosa que me encanta hacerla para mis invitados. La mayonesa es una forma deliciosa de preparar un pescado o un ave increíblemente jugosos y consumir un poco de grasas saludables. Y el eneldo fresco es el acento herbal perfecto para el salmón.

30 MINUTOS

UNA SARTÉN

Rinde: 2 porciones

Preparación: 10 minutos

Cocción: 10 minutos

2 cucharadas de *ghee* derretido

2 filetes (6 onzas) de salmón, con piel

Sal rosada del Himalaya

Pimienta negra recién molida

¼ de taza de mayonesa

1 cucharada de mostaza Dijon

2 cucharadas de eneldo fresco picado

1 pizca de ajo en polvo

POR PREPARACIÓN

Calorías: 1019; grasas totales: 82 g; carbohidratos: 4 g; carbohidratos netos: 3 g; fibra: 1 g; proteína: 66 g

POR PORCIÓN

Calorías: 510; grasas totales: 41 g; carbohidratos: 2 g; carbohidratos netos: 2 g; fibra: 1 g; proteína: 33 g

1. Precalienta el horno a 450 °F. Engrasa un molde refractario de 9 x 13 pulgadas con *ghee*.

2. Seca los salmones con toallas de papel, sazónalos por ambos lados con sal rosada del Himalaya y pimienta, y acomódalos en el molde preparado.

3. En un tazón pequeño, mezcla la mayonesa, la mostaza, el eneldo y el ajo en polvo.

4. Unta la mayonesa encima de cada filete de salmón hasta cubrirlos por completo.

5. Hornéalos entre 7 y 9 minutos, dependiendo de cómo prefieras el término de tu salmón: son 7 minutos si te gusta medio crudo y 9 minutos si te gusta bien cocido. Sirve.

Consejo sobre los ingredientes. Muchas personas pueden sentirse inseguras sobre comer la piel del salmón, pero una gran cantidad de grasas saludables del salmón se encuentran en la piel. Asimismo, cocinar el pescado con la piel ayuda a conservarlo húmedo mientras se hornea.

POLLO ESTILO ALFREDO CON TALLARINES
SHIRATAKI

Los Miracle Noodles son uno de los productos favoritos que descubrí después de empezar la dieta cetogénica. Al principio, puede que te parezcan extraños porque el proceso de cocción es distinto del que estás acostumbrado, pero pueden satisfacer por completo ese antojo de pasta. Este platillo decadente de "pasta" usa tallarines *shirataki*, cremosa salsa Alfredo, pollo y hierbas frescas. ¡Es muy suculento y delicioso!

30 MINUTOS

Rinde: 2 porciones
Preparación: 10 minutos
Cocción: 15 minutos

Para los tallarines

1 paquete (7 onzas) de Miracle Noodle Fettuccini Shirataki Noodles

Para la salsa

1 cucharada de aceite de oliva

4 onzas de pollo cocido, desmenuzado (yo suelo comprar pollo rostizado)

Sal rosada del Himalaya

Pimienta negra recién molida

1 taza de salsa Alfredo (página 173) o la marca que prefieras

¼ de taza de queso parmesano

2 cucharadas de hojas de albahaca frescas, picadas

POR PREPARACIÓN

Calorías: 1346; grasas totales: 122 g; carbohidratos: 8 g; carbohidratos netos: 8 g; fibra: 0 g; proteína: 58 g

POR PORCIÓN

Calorías: 673; grasas totales: 61 g; carbohidratos: 4 g; carbohidratos netos: 4 g; fibra: 0 g; proteína: 29 g

PARA PREPARAR LOS TALLARINES
Sigue las instrucciones del empaque:

1. En un colador, enjuaga los tallarines con agua fría (los tallarines *shirataki* tienen un aroma natural y enjuagarlos con agua fría ayudará a eliminarlo).

2. Llena una olla grande con agua y hiérvela a fuego alto. Agrega los tallarines y hiérvelos durante 2 minutos. Cuela.

3. Pasa los tallarines a una sartén grande, seca, a fuego medio-bajo, para evaporar la humedad. No engrases la sartén; debe estar seca. Pasa los tallarines a un plato y reserva.

PARA PREPARAR LA SALSA

1. Calienta el aceite de oliva en la olla a fuego medio. Agrega el pollo cocido. Sazona con sal rosada del Himalaya y pimienta.

2. Vierte la salsa Alfredo encima del pollo y cocínalo hasta que se caliente. Sazona con más sal rosada del Himalaya y pimienta.

3. Añade los tallarines secos a la mezcla y revuelve.

4. Divide la pasta entre dos platos, decora cada uno con queso parmesano y albahaca picada, y sirve.

Consejo sobre sustituciones. Para preparar este platillo de forma vegetariana, solo necesitas sustituir el pollo desmenuzado con hongos salteados.

QUESADILLA DE POLLO

La quesadilla de pollo es simple y placentera al mismo tiempo. Es uno de esos platillos universalmente adorados. Yo la preparo para mi hija porque la mayor parte del tiempo, si le pregunto qué quiere, es lo que me pide. Ya hay muchas opciones de tortillas bajas en carbohidratos en el mercado, lo que facilita más que nunca disfrutar una quesadilla sin consumir muchos carbohidratos.

30 MINUTOS

UNA SARTÉN

Rinde: 2 porciones
Preparación: 5 minutos
Cocción: 5 minutos

1 cucharada de aceite de oliva

2 tortillas bajas en carbohidratos

½ taza de mezcla mexicana de quesos

2 onzas de pollo desmenuzado (por lo general uso pollo rostizado)

1 cucharadita de sazonador Tajín

2 cucharadas de crema agria

POR PREPARACIÓN

Calorías: 827; grasas totales: 55 g; carbohidratos: 48 g; carbohidratos netos: 14 g; fibra: 34 g; proteína: 52 g

POR PORCIÓN

Calorías: 414; grasas totales: 28 g; carbohidratos: 24 g; carbohidratos netos: 7 g; fibra: 17 g; proteína: 26 g

1. Calienta el aceite de oliva en una sartén grande a fuego medio-alto. Agrega la tortilla, cúbrela con ¼ de taza de queso, el pollo, el sazonador Tajín y el resto del queso. Cubre con la segunda tortilla.

2. Levanta un poco la quesadilla para revisar si la tortilla de abajo se está dorando. Una vez que se dore y el queso se empiece a derretir, después de 2 minutos aproximadamente, voltea la quesadilla. El segundo lado se cocinará más rápido (1 minuto, aproximadamente).

3. Una vez que la segunda tortilla esté crujiente y dorada, pasa la quesadilla a una tabla para picar y déjala reposar 2 minutos. Córtala en cuatro usando un cortador para pizza o un cuchillo de cocina.

4. Divide la quesadilla entre dos platos. Agrega 1 cucharada de crema agria a cada uno y sirve caliente.

Consejo sobre los ingredientes. El aceite de oliva en la sartén es lo que hace que la tortilla tome ese hermoso tono dorado y esté crujiente.

VARIACIONES

Puedes añadir una cantidad infinita de elementos deliciosos a una quesadilla. Prueba algunas inclusiones tradicionales mexicanas o algunas combinaciones inusuales:

- Fajitas de filete de res que te hayan sobrado y aguacate rebanado son un par de rellenos deliciosos.

- Para una versión italiana de una quesadilla, prueba prepararla con queso *mozzarella* rallado, *pepperoni*, *peperoncino* rebanado y queso parmesano rallado.

ALITAS DE POLLO CON AJO Y QUESO PARMESANO

Me encanta preparar estas alitas de pollo en la olla de cocción lenta. Siempre empiezo a hacerlas temprano en los fines de semana y llenan la casa con una magnífica fragancia de mantequilla y ajo que dura todo el día. Luego, justo al final de su tiempo de cocción, las pongo bajo la salamandra para que estén perfectamente crujientes.

Rinde: 2 porciones
Preparación: 10 minutos
Cocción: 3 horas

8 cucharadas (1 barra) de mantequilla

2 dientes de ajo picados finamente

1 cucharada de hierbas italianas secas

¼ de taza de queso parmesano rallado, más ½ taza

Sal rosada del Himalaya

Pimienta negra recién molida

1 libra de alitas de pollo

POR PREPARACIÓN

Calorías: 1476; grasas totales: 131 g; carbohidratos: 7 g; carbohidratos netos: 7 g; fibra: 0 g; proteína: 77 g

POR PORCIÓN

Calorías: 738; grasas totales: 66 g; carbohidratos: 4 g; carbohidratos netos: 4 g; fibra: 0 g; proteína: 39 g

1. Con la olla interna en su lugar, precalienta la olla de cocción lenta en alto. Cubre una bandeja para horno con papel aluminio o con un tapete de silicona para horno.

2. Pasa la mantequilla, el ajo, las hierbas italianas y ¼ de taza de queso parmesano a la olla de cocción lenta y sazona con sal rosada del Himalaya y pimienta. Espera que la mantequilla se derrita y revuelve los ingredientes hasta combinarlos bien.

3. Agrega las alitas de pollo y revuelve para cubrirlas con la mezcla de mantequilla.

4. Tapa la olla de cocción lenta y déjala cocinar por 2 horas y 45 minutos.

5. Precalienta la salamandra.

6. Pasa las alitas a la bandeja que preparaste, esparce encima la ½ taza restante de queso parmesano y cocínalas hasta que estén crujientes (5 minutos, aproximadamente).

7 Sírvelas calientes.

Consejo sobre los ingredientes. Me gusta comprar una combinación de alitas y piernitas de pollo frescas (no congeladas).

BROCHETAS DE POLLO CON SALSA DE MANÍ

Un satay de pollo tradicional generalmente tendría muchos más ingredientes que los de esta receta, así que no la llamaré así, aunque está inspirada en esos sabores. Rara vez como mantequilla de maní, ¡pero no puedo dejar pasar una salsa de maní picante! Añade mucha o poca salsa Sriracha, según como desees el nivel de picor.

Rinde: 2 porciones
Preparación: 10 minutos, más 1 hora para marinar
Cocción: 15 minutos

1 libra de pechuga de pollo sin piel y sin hueso, cortada en trozos

2 cucharadas de salsa de soya (o aminoácidos de coco), divididas

½ cucharadita de salsa Sriracha, más ¼ de cucharadita

3 cucharaditas de aceite de ajonjolí tostado, divididas

Ghee, para engrasar

2 cucharadas de mantequilla de maní

Sal rosada del Himalaya

Pimienta negra recién molida

POR PREPARACIÓN

Calorías: 1171; grasas totales: 57 g; carbohidratos: 11 g; carbohidratos netos: 9 g; fibra: 2 g; proteína: 149 g

POR PORCIÓN

Calorías: 586; grasas totales: 29 g; carbohidratos: 6 g; carbohidratos netos: 5 g; fibra: 1 g; proteína: 75 g

1. En una bolsa grande resellable, revuelve los trozos de pollo con 2 cucharadas de salsa de soya, ½ cucharadita de salsa Sriracha y 2 cucharaditas de aceite de ajonjolí. Sella la bolsa y deja marinar el pollo en refrigeración durante una hora más o menos, o toda la noche.

2. Si usas brochetas de madera de 8 pulgadas, remójalas en agua durante 30 minutos antes de usarlas.

3. Me gusta usar mi sartén de parrilla para las brochetas porque no tengo un asador de jardín. Si no tienes sartén de parrilla, puedes usar una sartén grande. Precalienta tu parrilla o asador en bajo. Engrasa la parrilla con *ghee*.

4. Inserta los trozos de pollo en las brochetas.

5. Cocina las brochetas a fuego lento durante 10 o 15 minutos, volteándolas a la mitad del tiempo.

6. Mientras, mezcla la salsa de maní como un *dip*: revuelve la cucharada restante de salsa de soya, ¼ de cucharadita de salsa Sriracha, 1 cucharadita de aceite de ajonjolí y la mantequilla de maní. Sazona con sal rosada del Himalaya y pimienta.

7. Sirve las brochetas de pollo con un pequeño plato de salsa de maní.

Consejo sobre los ingredientes. Los aminoácidos de coco saben exactamente igual que la salsa de soya, pero no tienen gluten y son adecuados para la dieta paleo.

ESTOFADO DE MUSLOS DE POLLO CON ACEITUNAS KALAMATA

No había preparado muslos de pollo hasta hace un par de años. A mi hija le encantan y también a mí, porque son suaves, tienen mucho sabor y su piel es crujiente; sin embargo, requiere un poco de práctica hacerlos bien. La clave está en empezar a cocinarlos en la estufa, dejándolos sin mover para que la piel se dore bien y luego pasarlos al horno para terminar de cocerlos y que estén suaves. Usa una sartén de hierro u otra sartén para horno.

UNA SARTÉN

Rinde: 2 porciones
Preparación: 10 minutos
Cocción: 40 minutos

4 muslos de pollo con piel
Sal rosada del Himalaya
Pimienta negra recién molida
2 cucharadas de *ghee*
½ taza de caldo de pollo
1 limón amarillo, ½ rebanado y ½ exprimido
½ taza de aceitunas kalamata sin hueso
2 cucharadas de mantequilla

POR PREPARACIÓN

Calorías: 1134; grasas totales: 94 g; carbohidratos: 4 g; carbohidratos netos: 4 g; fibra: 3 g; proteína: 65 g

POR PORCIÓN

Calorías: 567; grasas totales: 47 g; carbohidratos: 4 g; carbohidratos netos: 2 g; fibra: 2 g; proteína: 33 g

1. Precalienta el horno a 375 °F.
2. Seca los muslos de pollo con toallas de papel y sazónalos con sal rosada del Himalaya y pimienta.
3. Derrite el *ghee* en una sartén mediana para horno o en un molde refractario profundo a fuego medio-alto. Cuando se haya derretido el *ghee* y esté caliente, agrega los muslos de pollo, con la piel hacia abajo, y déjalos alrededor de 8 minutos o hasta que la piel se dore y esté crujiente.
4. Voltea el pollo y cocínalo 2 minutos más. Vierte el caldo de pollo alrededor de los muslos y añade las rebanadas de limón, el jugo de limón y las aceitunas.
5. Hornéalo 30 minutos aproximadamente, hasta que se haya cocido el pollo por completo.
6. Agrega la mantequilla a la mezcla del caldo.
7. Divide el caldo y las aceitunas entre dos platos y sirve.

Consejo sobre los ingredientes. Puedes usar cualquier aceituna que prefieras para este platillo en lugar de las kalamata.

POLLO CON MANTEQUILLA DE AJO

¿Pollo bañado en mantequilla? ¡Yo quiero! Este pollo es tan jugoso y deliciosos que, definitivamente, querrás seguirlo bañando con toda esa mantequilla al final.

Rinde: 2 porciones
Preparación: 5 minutos
Cocción: 40 minutos

2 cucharadas de *ghee* derretido

2 pechugas de pollo sin hueso y sin piel

Sal rosada del Himalaya

Pimienta negra recién molida

1 cucharada de hierbas italianas secas

4 cucharadas de mantequilla

2 dientes de ajo picados finamente

¼ de taza de queso parmesano rallado

POR PREPARACIÓN

Calorías: 1283; grasas totales: 89 g; carbohidratos: 3 g; carbohidratos netos: 3 g; fibra: 0 g; proteína: 114 g

POR PORCIÓN

Calorías: 642; grasas totales: 45 g; carbohidratos: 2 g; carbohidratos netos: 2 g; fibra: 0 g; proteína: 57 g

1. Precalienta el horno a 375 °F. Elige un molde refractario que sea lo suficientemente grande para ambas pechugas y engrásalo con el *ghee*.

2. Seca las pechugas de pollo y sazónalas con sal rosada del Himalaya, pimienta y hierbas italianas. Acomoda el pollo en el molde.

3. Derrite la mantequilla en una sartén mediana a fuego medio. Agrega el ajo picado finamente y cocínalo alrededor de 5 minutos. Debe dorarse ligeramente, pero no dejes que se queme.

4. Quita la mezcla de mantequilla y ajo del fuego y viértela sobre los muslos de pollo.

5. Rostiza el pollo en el horno entre 30 y 35 minutos hasta que esté bien cocido. Esparce un poco de queso parmesano encima de cada pechuga. Deja que el pollo repose en el molde refractario durante 5 minutos.

6. Divide el pollo entre dos platos, báñalo con la salsa de mantequilla y sirve.

Consejo sobre sustituciones. Si no tienes hierbas italianas secas, puedes preparar tu propia mezcla de hierbas y especias secas con lo que tengas en la alacena. Mezcla 1 cucharadita de los ingredientes secos que tengas: albahaca, orégano, tomillo, romero, salvia, ajo en polvo y cilantro.

POLLO CON QUESO, TOCINO Y BRÓCOLI

Creo que me encantaría cualquier cosa untada con queso crema y decorada con tocino, y este platillo no es la excepción. Esta receta te da instrucciones para hornear las pechugas de pollo y el tocino, pero, por lo general, lo preparo con sobras de ambos, así que lo tengo listo rápidamente.

Rinde: 2 porciones
Preparación: 10 minutos
Cocción: 1 hora

2 cucharadas de *ghee*

2 pechugas de pollo sin hueso y sin piel

Sal rosada del Himalaya

Pimienta negra recién molida

4 rebanadas de tocino

6 onzas de queso crema a temperatura ambiente

2 tazas de floretes de brócoli descongelados

½ taza de queso *cheddar* rallado

POR PREPARACIÓN

Calorías: 1869; grasas totales: 132 g; carbohidratos: 20 g; carbohidratos netos: 15 g; fibra: 5 g; proteína: 149 g

POR PORCIÓN

Calorías: 935; grasas totales: 66 g; carbohidratos: 10 g; carbohidratos netos: 8 g; fibra: 3 g; proteína: 75 g

1. Precalienta el horno a 375 °F.
2. Elige un molde refractario que sea lo suficientemente grande para ambas pechugas de pollo y engrásalo con el *ghee*.
3. Seca las pechugas de pollo con una toalla de papel y sazónalas con sal rosada del Himalaya y pimienta.
4. Acomoda las pechugas de pollo y las rebanadas de tocino en el molde y hornéalos durante 25 minutos.
5. Pasa el pollo a una tabla para picar y usa dos tenedores para desmenuzarlo. Sazónalo de nuevo con sal rosada del Himalaya y pimienta.
6. Transfiere el tocino a un plato con toallas de papel para dejar que se endurezca y luego trocéalo.
7. En un tazón mediano, revuelve el queso crema, el pollo desmenuzado, el brócoli y la mitad de los trozos de tocino. Pasa la mezcla de pollo al molde refractario y cúbrelo con el queso *cheddar* y el resto del tocino.
8. Hornéalo hasta que el queso se dore y esté burbujeando (35 minutos, aproximadamente). Sirve.

Consejo sobre los ingredientes. Puedes sustituir el brócoli por coliflor si lo prefieres.

POLLO AL HORNO CON QUESO PARMESANO

He preparado este platillo de pollo desde siempre. Es la receta más fácil de todas. Básicamente, cubres el pollo con mayonesa y esta lo vuelve suave y jugoso. Con los años, he agregado cortezas de cerdo molidas y un poco de hierbas italianas secas para que la receta sea todavía mejor dentro de la dieta cetogénica.

30 MINUTOS

UNA SARTÉN

Rinde: 2 porciones

Preparación: 5 minutos

Cocción: 20 minutos

2 cucharadas de *ghee*

2 pechugas de pollo sin hueso y sin piel

Sal rosada del Himalaya

Pimienta negra recién molida

½ taza de mayonesa

¼ de taza de queso parmesano rallado

1 cucharada de hierbas italianas secas

¼ de taza de cortezas de cerdo molidas

POR PREPARACIÓN

Calorías: 1700; grasas totales: 133 g; carbohidratos: 4 g; carbohidratos netos: 4 g; fibra: 0 g; proteína: 119 g

POR PORCIÓN

Calorías: 850; grasas totales: 67 g; carbohidratos: 2 g; carbohidratos netos: 2 g; fibra: 0 g; proteína: 60 g

1. Precalienta el horno a 425 °F. Elige un molde refractario lo suficientemente grande para las dos pechugas y engrásalo con el *ghee*.

2. Seca las pechugas de pollo con una toalla de papel, sazónalas con sal rosada del Himalaya y pimienta y acomódalas en el molde que tienes preparado.

3. En un tazón pequeño, mezcla la mayonesa, el queso parmesano y las hierbas italianas.

4. Unta la mezcla de mayonesa uniformemente sobre el pollo y rocía las cortezas de cerdo encima.

5. Hornea el pollo hasta que la mayonesa se dore (20 minutos, aproximadamente). Sirve.

Consejo sobre los ingredientes. Puedes omitir las cortezas de cerdo si no las tienes a la mano, pero sí añaden una textura agradable.

MILANESA DE POLLO CRUJIENTE

Cuando no sé qué preparar, elijo este platillo de pollo. Me encanta, a mi hija le fascina. De hecho, no puedo imaginar que no le guste a alguien. La clave para este platillo es aplanar tanto el pollo que se cocine rápidamente.

30 MINUTOS

Rinde: 2 porciones
Preparación: 10 minutos
Cocción: 10 minutos

2 pechugas de pollo sin hueso y sin piel

½ taza de harina de coco

1 cucharadita de pimienta de Cayena en polvo

Sal rosada del Himalaya

Pimienta negra recién molida

1 huevo ligeramente batido

½ taza de cortezas de cerdo molidas

2 cucharadas de aceite de oliva

POR PREPARACIÓN

Calorías: 1207; grasas totales: 57 g; carbohidratos: 33 g; carbohidratos netos: 13 g; fibra: 20 g; proteína: 13 g

POR PORCIÓN

Calorías: 604; grasas totales: 29 g; carbohidratos: 17 g; carbohidratos netos: 7 g; fibra: 10 g; proteína: 65 g

1. Golpea el pollo con un mazo de carne hasta que tenga un grosor de ½ pulgada. (Si no tienes un mazo de carne, puedes usar el borde grueso de un plato pesado).

2. Prepara dos platos y un tazón pequeño y no muy hondo:

• En el primer plato, coloca la harina de coco, la pimienta cayena, la sal rosada del Himalaya y la pimienta. Revuelve.

• Rompe el huevo en el tazón pequeño y bátelo ligeramente con un tenedor.

• En el segundo plato, coloca las cortezas de pollo molidas.

3. Calienta el aceite de oliva en una sartén grande a fuego medio-alto.

4. Pasa ambos lados de 1 pechuga de pollo por la mezcla de harina. Sumerge el pollo en el huevo y cúbrelo por ambos lados. Pasa el pollo por la mezcla de cortezas de cerdo, presionándolas para que se adhieran bien al pollo. Coloca el pollo en la sartén caliente y repite la operación con la otra pechuga de pollo.

5. Cocina el pollo unos 3 o 5 minutos por cada lado hasta que esté dorado, crujiente y bien cocido. Sirve.

Consejo sobre sustituciones. Puedes sustituir la pimienta de Cayena con queso parmesano si prefieres un alimento más suave.

PIERNAS DE POLLO AL HORNO CON AJO Y PÁPRIKA

Las piernas de pollo siempre valen la espera. Me encanta agregar un sabor encima de otro y hacer que la piel del pollo quede crujiente. La combinación de sabores del ajo, la páprika y las hierbas será una aventura para tu paladar.

Rinde: 2 porciones
Preparación: 10 minutos
Cocción: 55 minutos

1 libra de piernas de pollo con piel
Sal rosada del Himalaya
Pimienta negra recién molida
2 cucharadas de *ghee*
2 dientes de ajo picados finamente
1 cucharadita de páprika
1 cucharadita de hierbas italianas secas
½ libra de judías verdes frescas
1 cucharada de aceite de oliva

POR PREPARACIÓN

Calorías: 1400; grasas totales: 90 g; carbohidratos: 19 g; carbohidratos netos: 12 g; fibra: 7 g; proteína: 126 g

POR PORCIÓN

Calorías: 700; grasas totales: 45 g; carbohidratos: 10 g; carbohidratos netos: 6 g; fibra: 4 g; proteína: 63 g

1. Precalienta el horno a 425 °F. Cubre una bandeja para horno con papel aluminio o con un tapete de silicona para el horno.

2. Seca las piernas de pollo con toallas de papel, pásalas a un tazón grande y aplica sal rosada del Himalaya y pimienta por toda la piel, en ambos lados.

3. En una olla pequeña, a fuego medio-bajo, mezcla el *ghee*, el ajo, la páprika y las hierbas italianas. Revuelve durante 30 segundos y déjalo reposar durante 5 minutos mientras los sabores se incorporan.

4. Vierte la salsa sobre las piernas de pollo y revuelve para cubrirlas uniformemente. Sazona con más sal rosada del Himalaya y pimienta.

5. Acomoda las piernas de pollo en un solo lado de la bandeja que preparaste, dejando espacio para las verduras que vas a hacer después.

6. Hornea el pollo durante 30 minutos, luego saca la bandeja del horno. Extiende las judías verdes en la mitad vacía de la bandeja y mueve las piernas de pollo. Rocía las judías con el aceite de oliva y sazona con sal rosada del Himalaya y pimienta.

7. Rostízalas 15 o 20 minutos más hasta que el pollo esté bien cocido y la piel esté crujiente. Sirve.

Consejo sobre sustituciones. Puedes sustituir las hierbas italianas con cualquier hierba o especia que prefieras; por ejemplo, una mezcla de especias indias, como *garam masala* o polvo de cinco especias chinas.

POLLO CON SALSA ALFREDO Y QUESO PARMESANO

Una comida cremosa en la olla de cocción lenta es perfecta para los días fríos. Puedes preparar este platillo muy rápido y después disfrutar los aromas durante las siguientes 4 horas mientras se cocina. La espinaca fresca que agregas al final del tiempo de cocción le añade frescura y un color hermoso.

Rinde: 2 porciones
Preparación: 10 minutos
Cocción: 4 horas 15 minutos

1 cucharada de *ghee*

2 pechugas de pollo sin hueso y sin piel

1 taza de salsa Alfredo (página 173) o de la marca que prefieras

¼ de taza de tomates deshidratados, picados

¼ de taza de queso parmesano rallado

Sal rosada del Himalaya

Pimienta negra recién molida

2 tazas de espinacas frescas

POR PREPARACIÓN

Calorías: 1800; grasas totales: 131 g; carbohidratos: 17 g; carbohidratos netos: 14 g; fibra: 3 g; proteína: 139 g

POR PORCIÓN

Calorías: 900; grasas totales: 66 g; carbohidratos: 9 g; carbohidratos netos: 7 g; fibra: 2 g; proteína: 70 g

1. Derrite el *ghee* en una sartén mediana a fuego medio-alto. Agrega el pollo y cocínalo alrededor de 4 minutos por cada lado, hasta que se dore.

2. Con la olla interna en su lugar, pasa el pollo a la olla de cocción lenta. Enciéndela en bajo.

3. En un tazón pequeño, mezcla la salsa Alfredo, los tomates deshidratados y el queso parmesano y sazona con sal rosada del Himalaya y pimienta. Vierte la salsa sobre el pollo.

4. Tapa la olla y déjala cocinar en bajo durante 4 horas o hasta que el pollo esté bien cocido.

5. Agrega las espinacas frescas. Tapa la olla y déjala cocinar 5 minutos más, hasta que las espinacas estén ligeramente suaves, y sirve.

Consejo sobre sustituciones. Puedes sustituir el pollo con chuletas de cerdo y seguir las mismas instrucciones.

Seis

Platillos con cerdo y res

Cuando la gente piensa en la dieta cetogénica, el cerdo y la carne de res definitivamente son dos de los alimentos más apreciados que vienen a la mente. Este capítulo ofrece platillos sencillos y llenos de sabor. La variedad de este capítulo es deliciosa y perfecta para satisfacer tu apetito: desde platillos preparados en la olla de cocción lenta, que puedes dejar cocinando todo el día, hasta platillos que estarán listos en menos de 30 minutos.

Índice de recetas

TAZONES DE TOCINO, LECHUGA, TOMATE Y AGUACATE

¿Qué es mejor que un tazón hecho con tocino? En mi opinión, puedes acompañar el tocino con casi cualquier cosa, pero el tocino acompañado de lechuga, tomate y aguacate es un clásico. Te encantarán estos tazones de tocino llenos de sabor.

UNA SARTÉN

Rinde: 2 porciones
Preparación: 5 minutos
Cocción: 20 minutos, más 10 minutos de reposo

12 rebanadas de tocino

¼ de cabeza de lechuga romana picada

½ aguacate picado

½ taza de tomates uva cortados a la mitad

2 cucharadas de crema agria

POR PREPARACIÓN

Calorías: 708; grasas totales: 56 g; carbohidratos: 13 g; carbohidratos netos: 6 g; fibra: 7 g; proteína: 39 g

POR PORCIÓN (2 TAZONES)

Calorías: 354; grasas totales: 28 g; carbohidratos: 6.5 g; carbohidratos netos: 3 g; fibra: 3.5 g; proteína: 19.5 g

1. Precalienta el horno a 400 °F. Necesitarás un molde para *muffins*. (Yo uso un molde tamaño jumbo, pero puedes usar uno estándar si es el que tienes).

2. Voltea el molde para panecillos y colócalo sobre una placa para horno. Haz una cruz con una tira de tocino cortada en dos sobre el molde de *muffins* al revés. Toma 2 mitades más y colócalas alrededor del perímetro de las mitades cruzadas. Toma 1 tira completa de tocino y enróllala alrededor de la base del molde al revés. Luego, usa un palillo para dientes para mantener esa pieza en su lugar firmemente. Repite la operación para formar 4 tazones en total.

3. Hornéalos durante 20 minutos o hasta que el tocino esté dorado. Pasa el molde a una rejilla y déjalo reposar por lo menos 10 minutos.

4. Una vez que los tazones de tocino estén firmes, sácalos con cuidado del molde y divídelos entre dos platos. Llénalos uniformemente con la lechuga romana, agrega el aguacate, los tomates, una cucharada de crema agria y sirve.

Consejo sobre los ingredientes. Los tazones de tocino se conservan bien en un contenedor con tapa, en refrigeración, por unos 3 días, ¡así que podrías preparar más!

CHULETAS DE CERDO CON MANTEQUILLA Y HIERBAS

A veces los sabores más sencillos son los más deliciosos. Es difícil equivocarse cuando se trata de hierbas, mantequilla y aceite de oliva. Estos sabores complementan al cerdo maravillosamente y el platillo se hornea rápidamente, así que puede salir de la cocina hacia la mesa del comedor en no más de 30 minutos.

30 MINUTOS

UNA SARTÉN

Rinde: 2 porciones
Preparación: 5 minutos
Cocción: 25 minutos

1 cucharada de mantequilla, más la necesaria para engrasar

2 chuletas de cerdo sin hueso

Sal rosada del Himalaya

Pimienta negra recién molida

1 cucharada de hierbas italianas secas

1 cucharada de perejil italiano fresco, picado

1 cucharada de aceite de oliva

POR PREPARACIÓN

Calorías: 666; grasas totales: 45 g; carbohidratos: 0 g; carbohidratos netos: 0 g; fibra: 0 g; proteína: 62 g

POR PORCIÓN

Calorías: 333; grasas totales: 23 g; carbohidratos: 0 g; carbohidratos netos: 0 g; fibra: 0 g; proteína: 31 g

1. Precalienta el horno a 350 °F. Elige un molde refractario lo suficientemente grande para las chuletas y engrásalo con mantequilla.

2. Seca las chuletas de cerdo con una toalla de papel, acomódalas en el molde preparado y sazónalas con sal rosada del Himalaya, pimienta y hierbas italianas.

3. Esparce el perejil fresco encima, rocía aceite de oliva sobre ambas chuletas y cubre cada una con ½ cucharada de mantequilla.

4. Hornéalas durante unos 20 o 25 minutos. (Las chuletas de cerdo más delgadas se cocinarán más rápido que las gruesas).

5. Acomoda las chuletas de cerdo en dos platos. Vierte los jugos de mantequilla encima de la carne y sirve caliente.

Consejo para servir. Este platillo es particularmente delicioso con puré de coliflor.

CHULETAS DE CERDO CON QUESO PARMESANO Y ESPÁRRAGOS

Esta receta es perfecta para una comida entre semana, ya que todo se cocina en una sola fuente. Te encantarán las chuletas, sobre todo el "empanizado" de cortezas de cerdo molidas y queso parmesano. Los espárragos rostizados también contribuyen a esta maravilla crujiente.

UNA SARTÉN

Rinde: 2 porciones
Preparación: 10 minutos
Cocción: 25 minutos

¼ de taza de queso parmesano rallado

¼ de taza de cortezas de cerdo fritas, molidas

1 cucharadita de ajo en polvo

2 chuletas de cerdo sin hueso

Sal rosada del Himalaya

Pimienta negra recién molida

Aceite de oliva, para rociar

½ libra de espárragos, sin la base dura

POR PREPARACIÓN

Calorías: 740; grasas totales: 42 g; carbohidratos: 12 g; carbohidratos netos: 7 g; fibra: 5 g; proteína: 79 g

POR PORCIÓN

Calorías: 370; grasas totales: 21 g; carbohidratos: 6 g; carbohidratos netos: 4 g; fibra: 3 g; proteína: 40 g

1. Precalienta el horno a 350 °F. Cubre una bandeja para horno con papel aluminio o con un tapete de silicona para horno.

2. En un tazón mediano, revuelve el queso parmesano, las cortezas de cerdo y el ajo en polvo.

3. Seca las chuletas de cerdo con una toalla de papel y sazónalas con sal rosada del Himalaya y pimienta.

4. Coloca una chuleta en el tazón con la mezcla de queso parmesano y presiona el empanizado contra la chuleta para que se adhiera. Acomoda la chuleta de cerdo cubierta en la bandeja que tienes preparada. Repite la operación con la segunda chuleta.

5. Rocía una pequeña cantidad de aceite de oliva sobre cada chuleta.

6. Acomoda los espárragos en la bandeja, alrededor de las chuletas. Rocíalos con aceite de oliva y sazona con sal rosada del Himalaya y pimienta. Esparce el resto de la mezcla de queso parmesano sobre los espárragos.

7. Hornéalas durante unos 20 o 25 minutos. Las chuletas de cerdo más delgadas se cocinarán más rápido que las gruesas.

8. Sirve caliente.

Consejo sobre los ingredientes. Hay muchos sabores de cortezas de cerdo disponibles ahora. Siéntete libre de usar cualquiera para darle un perfil de sabores único a este platillo.

CERDO CON AJONJOLÍ Y JUDÍAS VERDES

Esta cena es rápida y está llena de sabor. Celebra los sabores orientales en un platillo saludable y suculento que puedes crear en cuestión de minutos en una noche ocupada.

30 MINUTOS

Rinde: 2 porciones
Preparación: 5 minutos
Cocción: 10 minutos

2 chuletas de cerdo sin hueso
Sal rosada del Himalaya
Pimienta negra recién molida
2 cucharadas de aceite de ajonjolí tostado, divididas
2 cucharadas de salsa de soya
1 cucharadita de salsa Sriracha
1 taza de judías verdes frescas

POR PREPARACIÓN

Calorías: 732; grasas totales: 48 g; carbohidratos: 9 g; carbohidratos netos: 6 g; fibra: 3 g; proteína: 65 g

POR PORCIÓN

Calorías: 366; grasas totales: 24 g; carbohidratos: 5 g; carbohidratos netos: 3 g; fibra: 2 g; proteína: 33 g

1. En una tabla para picar, seca las chuletas de cerdo con una toalla de papel. Rebana las chuletas en tiras y sazónalas con sal rosada del Himalaya y pimienta.

2. En una sartén grande, a fuego medio, calienta 1 cucharada de aceite de ajonjolí.

3. Añade las tiras de cerdo y cocínalas durante 7 minutos, moviendo ocasionalmente.

4. En un tazón pequeño, mezcla la cucharada restante de aceite de ajonjolí, la salsa de soya y la salsa Sriracha. Vierte la salsa en la sartén con el cerdo.

5. Añade las judías verdes a la sartén, baja la flama a fuego medio-bajo y déjala hervir suavemente durante unos 3 o 5 minutos.

6. Divide el cerdo, las judías verdes y la salsa entre dos tazones anchos y poco profundos. Sirve.

Consejo sobre sustituciones. Si la salsa Sriracha es demasiado picante para ti, puedes añadir jengibre fresco pelado y picado finamente en su lugar, lo que añadirá sabor y un tono fuerte, pero no picante.

COSTILLITAS A LA BARBACOA

Las costillitas son una delicia. La olla de cocción lenta funciona realmente bien para prepararlas. Hay muchas salsas barbacoa sin azúcar disponibles en el supermercado, haciendo que esta receta sea todavía más sencilla.

UNA OLLA
Rinde: 2 porciones
Preparación: 10 minutos
Cocción: 4 horas

1 libra de costillas de cerdo
Sal rosada del Himalaya
Pimienta negra recién molida
1 paquete (1.25 onzas) de sazonador para costillas seco
½ taza de salsa barbacoa sin azúcar

POR PREPARACIÓN

Calorías: 1911; grasas totales: 143 g; carbohidratos: 10 g; carbohidratos netos: 10 g; fibra: 0 g; proteína: 136 g

POR PORCIÓN

Calorías: 956; grasas totales: 72 g; carbohidratos: 5 g; carbohidratos netos: 5 g; fibra: 0 g; proteína: 68 g

1. Con la olla interna en su lugar, precalienta la olla de cocción lenta en alto.
2. Sazona generosamente las costillas de cerdo con sal rosada del Himalaya, pimienta y sazonador para costillas.
3. Acomoda las costillas paradas, a lo largo de las paredes de la olla de cocción lenta, con el lado huesudo mirando hacia adentro.
4. Vierte la salsa barbacoa sobre ambos lados de las costillas, usando solo la suficiente para cubrir.
5. Tapa la olla, cocina durante 4 horas y sirve.

Consejo sobre los ingredientes. Las costillas estarán muy suaves, así que ten cuidado al sacarlas de la olla.

CERDO KALUA Y REPOLLO

Mi familia vivió en Honolulú durante nueve años y mientras estuvimos en la isla me enamoré de las "comidas en un solo plato", particularmente, del cerdo kalua. Las comidas en un plato siempre tienen una cucharada de arroz blanco y ensalada de macarrones, los cuales dejé por mi estilo de vida cetogénico, pero todavía disfruto del cerdo kalua cuando quiero.

Rinde: 2 porciones
Preparación: 10 minutos
Cocción: 8 horas

1 libra de paleta de cerdo sin hueso, para rostizar
Sal rosada del Himalaya
Pimienta negra recién molida
1 cucharada de páprika ahumada o humo líquido
½ taza de agua
½ cabeza de repollo picada

POR PREPARACIÓN

Calorías: 1099; grasas totales: 82 g; carbohidratos: 19 g; carbohidratos netos: 10 g; fibra: 9 g; proteína: 77 g

POR PORCIÓN

Calorías: 550; grasas totales: 41 g; carbohidratos: 10 g; carbohidratos netos: 5 g; fibra: 5 g; proteína: 39 g

1. Con la olla interna en su lugar, precalienta la olla de cocción lenta en bajo.
2. Sazona generosamente el cerdo con sal rosada del Himalaya, pimienta y páprika ahumada.
3. Coloca el cerdo en la olla y agrega el agua.
4. Tapa la olla y déjala cocinar en bajo durante 7 horas.
5. Pasa el cerdo cocido a un plato. Pon el repollo picado en el fondo de la olla de cocción lenta y acomoda el cerdo encima del repollo.
6. Tapa la olla y cocina el repollo y el cerdo 1 hora más.
7. Saca el cerdo de la olla y acomódalo en una bandeja para horno. Usa dos tenedores para desmenuzarlo.
8. Sirve el cerdo desmenuzado caliente, acompañado del repollo cocido.
9. Reserva el líquido de la olla de cocción lenta para humedecer el cerdo y el repollo cuando recalientes el resto.

Consejo para servir. Puedes servir el cerdo kalua solo o sobre arroz de coliflor, o disfrutarlo en un rollo bajo en carbohidratos. Para preparar el arroz de coliflor, simplemente procesa los floretes de coliflor en tu procesador de alimentos o tu licuadora hasta alcanzar una consistencia parecida al arroz. Saltea el arroz de coliflor en aceite de oliva o *ghee* en una sartén a fuego medio alrededor de 5 minutos.

HAMBURGUESAS DE CERDO CON MAYONESA DE SRIRACHA

¡La gente no piensa mucho en la carne de cerdo molida cuando se trata de hamburguesas! El cerdo molido funciona de maravilla para las hamburguesas. Me encanta añadir ingredientes frescos a la carne y también como complementos para incrementar el sabor, como sucede con la mayonesa de Sriracha. Ya sea que te comas tu hamburguesa con tenedor y cuchillo o envuelta en hojas de lechuga, es la perfecta hamburguesa cetogénica.

30 MINUTOS

Rinde: 2 porciones
Preparación: 10 minutos
Cocción: 10 minutos

12 onzas de carne de cerdo molida

2 cebolletas rebanadas finamente, las partes blanca y verde

1 cucharada de aceite de ajonjolí tostado

Sal rosada del Himalaya

Pimienta negra recién molida

1 cucharada de *ghee*

1 cucharada de salsa Sriracha

2 cucharadas de mayonesa

POR PREPARACIÓN

Calorías: 1150; grasas totales: 98 g; carbohidratos: 3 g; carbohidratos netos: 2 g; fibra: 1 g; proteína: 62 g

POR PORCIÓN

Calorías: 575; grasas totales: 49 g; carbohidratos: 2 g; carbohidratos netos: 1 g; fibra: 1 g; proteína: 31 g

1. En un tazón grande, revuelve el cerdo molido con las cebolletas y el aceite de ajonjolí. Sazona con sal rosada del Himalaya y pimienta. Forma 2 tortitas con la mezcla de cerdo. Crea una hendidura con tu pulgar en medio de cada hamburguesa para que el cerdo se caliente uniformemente.

2. Calienta el *ghee* en una sartén mediana a fuego medio-alto. Cuando el *ghee* se derrita y esté muy caliente, añade las tortitas y cocínalas durante 4 minutos por cada lado.

3. Mientras, en un tazón pequeño, mezcla la salsa Sriracha y la mayonesa.

4. Pasa las hamburguesas a un plato y déjalas reposar durante 5 minutos cuando menos.

5. Cubre las hamburguesas con la mayonesa de Sriracha y sirve.

Consejo sobre los ingredientes. La Sriracha es picante, así que usa tanta o tan poca como desees, basándote en tu tolerancia al chile.

CHULETAS DE CERDO CON QUESO AZUL

Me encanta esta salsa de queso azul. Estoy convencida de que puedes ponerla encima de lo que sea y sabrá increíblemente, pero realmente me encanta con chuletas de cerdo. Los ingredientes de esta receta son perfectos para la dieta cetogénica y es una receta muy fácil de preparar.

30 MINUTOS

Rinde: 2 porciones
Preparación: 5 minutos
Cocción: 10 minutos

2 chuletas de cerdo sin hueso
Sal rosada del Himalaya
Pimienta negra recién molida
2 cucharadas de mantequilla
⅓ de taza de queso azul desmoronado
⅓ de taza de crema espesa (para batir)
⅓ de taza de crema agria

POR PREPARACIÓN

Calorías: 1338; grasas totales: 109 g; carbohidratos: 7 g; carbohidratos netos: 7 g; fibra: 0 g; proteína: 81 g

POR PORCIÓN

Calorías: 669; grasas totales: 34 g; carbohidratos: 4 g; carbohidratos netos: 4 g; fibra: 0 g; proteína: 41 g

1. Derrite la mantequilla en un tazón mediano a fuego medio. Cuando la mantequilla esté líquida y muy caliente, añade las chuletas de cerdo y séllalas de cada lado durante 3 minutos.

2. Pasa las chuletas a un plato y déjalas reposar 3 o 5 minutos.

3. En una olla mediana, a fuego medio, derrite el queso azul desmoronado, moviendo frecuentemente para que no se queme.

4. Agrega la crema espesa y la crema agria a la olla con el queso azul. Déjalo hervir unos cuantos minutos, moviendo ocasionalmente.

5. Para darle todavía más sabor a la salsa, agrega los jugos de la sartén donde cocinaste las chuletas y revuelve. Déjala hervir suavemente mientras las chuletas de cerdo reposan.

6. Acomoda las chuletas en dos platos, vierte la salsa de queso azul encima de cada una y sirve.

Consejo sobre los ingredientes. La salsa de queso azul también es deliciosa sobre verduras.

CARNITAS

Las carnitas son fáciles de preparar y cocinar con antelación para tener comidas rápidas más tarde. La clave es dejar que el cerdo se cocine a fuego lento e ingredientes como las cebollas y los ajos impregnen la carne para incrementar su sabor. Las carnitas son particularmente deliciosas en mis nachos con carnitas (página 128).

Rinde: 2 porciones
Preparación: 10 minutos
Cocción: 8 horas

½ cucharada de chile en polvo

1 cucharada de aceite de oliva

1 libra de paleta de cerdo sin hueso, para rostizar

2 dientes de ajo picados finamente

½ cebolla pequeña picada

1 pizca de sal rosada del Himalaya

1 pizca de pimienta negra recién molida

Jugo de 1 limón verde

POR PREPARACIÓN

Calorías: 892; grasas totales: 51 g; carbohidratos: 12 g; carbohidratos netos: 8 g; fibra: 3 g; proteína: 90 g

POR PORCIÓN

Calorías: 446; grasas totales: 26 g; carbohidratos: 6 g; carbohidratos netos: 4 g; fibra: 2 g; proteína: 45 g

1. Con la olla interna en su lugar, precalienta la olla de cocción lenta en bajo.

2. En un tazón pequeño, mezcla el chile en polvo y el aceite de oliva y cubre el cerdo con toda la mezcla.

3. Coloca el cerdo en la olla de cocción lenta con la grasa hacia arriba.

4. Cubre el cerdo con el ajo, la cebolla, la sal rosada del Himalaya, la pimienta y el jugo de limón.

5. Tapa la olla y déjala cocinar en bajo durante 8 horas.

6. Pasa el cerdo a una tabla para picar, desmenuza la carne con dos tenedores y sirve.

Consejo sobre los ingredientes. Guarda los jugos de la olla de cocción lenta después de cocer las carnitas para que puedas rociarlos encima antes de servir. También los uso cuando recaliento las carnitas sobrantes en una sartén.

NACHOS CON CARNITAS

Los nachos de cortezas de cerdo fritas son definitivamente mi forma favorita de usar mis carnitas (página 127). Ni siquiera extrañarás los nachos tradicionales después de probar estos. Prepara las carnitas con antelación y puedes tener listos los nachos en un segundo.

30 MINUTOS

Rinde: 2 porciones
Preparación: 5 minutos
Cocción: 10 minutos

1 cucharada de aceite de oliva, más el necesario para engrasar

2 tazas de cortezas de cerdo fritas (yo uso de sabor picante)

½ taza de queso rallado (yo uso la mezcla mexicana)

1 taza de carnitas (página 127)

1 aguacate picado en cuadritos

2 cucharadas de crema agria

POR PREPARACIÓN

Calorías: 1174; grasas totales: 102 g; carbohidratos: 20 g; carbohidratos netos: 9 g; fibra: 11 g; proteína: 101 g

POR PORCIÓN

Calorías: 587; grasas totales: 51 g; carbohidratos: 10 g; carbohidratos netos: 5 g; fibra: 6 g; proteína: 51 g

1. Precalienta el horno a 350 °F. Engrasa un molde refractario de 9 x 13 pulgadas con aceite de oliva.

2. Acomoda las cortezas de cerdo en el molde preparado y cúbrelas con el queso.

3. Hornéalo hasta que el queso se derrita (5 minutos, aproximadamente). Pasa el molde a una rejilla y déjalo reposar al menos 5 minutos.

4. Calienta el aceite de oliva en una sartén mediana a fuego alto. Pasa las carnitas a la sartén y añade un poco de los jugos reservados. Cocina durante algunos minutos hasta que las carnitas tengan una corteza crujiente. Luego voltéalas y cocínalas brevemente por el otro lado.

5. Divide las cortezas de cerdo calientes entre dos platos.

6. Sirve las carnitas recalentadas sobre las cortezas con queso y decora con aguacate picado y una cucharada de crema agria en cada uno. Sirve caliente.

Consejo sobre los ingredientes. No pierdas de vista el queso; no tarda mucho en derretirse y seguirá derritiéndose después de que saques el molde del horno.

PIZZA CON TORTILLA Y *PEPPERONI*

Hay muchas formas magníficas de preparar una pizza baja en carbohidratos, pero esta versión destaca por ser la más rápida y la más fácil. Mi hija y yo a veces llegamos a casa tarde y esta receta es perfecta para esas noches.

30 MINUTOS
UNA SARTÉN
Rinde: 2 porciones
Preparación: 5 minutos
Cocción: 5 minutos

2 cucharadas de aceite de oliva
2 tortillas bajas en carbohidratos, grandes (yo uso la marca Mission)
4 cucharadas de salsa de tomate baja en azúcar (yo uso Rao's)
1 taza de queso *mozzarella* rallado
2 cucharaditas de hierbas italianas secas
½ taza de *pepperoni*

POR PREPARACIÓN

Calorías: 1094; grasas totales: 88 g; carbohidratos: 34 g; carbohidratos netos: 16 g; fibra: 18 g; proteína: 54 g

POR PORCIÓN

Calorías: 547; grasas totales: 44 g; carbohidratos: 17 g; carbohidratos netos: 8 g; fibra: 9 g; proteína: 27 g

1. Calienta el aceite de oliva en una sartén mediana a fuego medio-alto y agrega la tortilla.
2. Sirve la salsa de tomate sobre la tortilla y extiéndela. Esparce el queso, las hierbas italianas y el *pepperoni*. Hazlo rápido para que la tortilla no se queme.
3. Déjala hasta que la tortilla esté crujiente de abajo (3 minutos, aproximadamente). Pasa la pizza a una tabla para picar y córtala en rebanadas. Pasa las rebanadas a un plato y sirve caliente.

Consejo sobre los ingredientes. Puedes usar tus tortillas bajas en carbohidratos favoritas para esta receta. El aceite de oliva ayuda a que la tortilla esté realmente crujiente y se sienta como si fuera pizza.

VARIACIONES

Dado que es pizza, las posibilidades son infinitas. Estas son algunas de mis combinaciones favoritas:

- Mi versión favorita no usa salsa de tomate en absoluto, solo queso *mozzarella*, *pepperoni*, *peperoncino* y queso parmesano.
- Otra de mis favoritas lleva salsa de tomate, rebanadas de *mozzarella* fresco, rebanadas delgadas de tomate y hojas de albahaca frescas.

ASADO DE RES Y BRÓCOLI

Los restaurantes orientales me preocupan mucho con respecto a mi dieta keto porque sé que muchas de sus salsas tienen azúcar o azúcar moreno escondidos. Me encanta copiar un platillo como este asado en casa porque sé exactamente lo que lleva. La receta no es auténtica, pero es deliciosa y solo necesitas 5 ingredientes y algunas horas para prepararlos en la olla de cocción lenta y crear una carne suave con brócoli crujiente y una salsa deliciosa.

Rinde: 2 porciones
Preparación: 10 minutos
Cocción: 4 horas 30 minutos

1 libra de aguja de res para rostizar
Sal rosada del Himalaya
Pimienta negra recién molida
½ taza de caldo de carne, más el necesario
¼ de taza de salsa de soya
(o aminoácidos de coco)
1 cucharadita de aceite de ajonjolí tostado
1 bolsa (16 onzas) de brócoli congelado

POR PREPARACIÓN

Calorías: 1611; grasas totales: 97 g; carbohidratos: 35 g; carbohidratos netos: 23 g; fibra: 12 g; proteína: 148 g

POR PORCIÓN

Calorías: 806; grasas totales: 49 g; carbohidratos: 18 g; carbohidratos netos: 12 g; fibra: 6 g; proteína: 74 g

1. Con la olla interna en su lugar, precalienta la olla de cocción lenta en bajo.

2. En una tabla para picar, sazona la carne con sal rosada del Himalaya y pimienta y córtala en rebanadas delgadas. Acomoda la carne en la olla.

3. En un tazón pequeño, mezcla el caldo de carne, la salsa de soya y el aceite de ajonjolí. Vierte la mezcla sobre la carne.

4. Tapa la olla y déjala cocinar en bajo durante 4 horas.

5. Añade el brócoli congelado y cocínalo 30 minutos más. Si necesitas más líquido, añade el caldo de carne restante.

6. Sirve caliente.

Consejo para servir. Me gusta servir esta receta sobre arroz *shirataki* o arroz de coliflor (ve consejo para servir, página 124).

"CÁSCARAS DE PAPA" CON PIMIENTO MORRÓN Y CARNE DE RES

Me encanta una versión de nachos creativa y baja en carbohidratos, así como de otros alimentos clásicos para ver los partidos. Yo preparo nachos de coliflor o de cortezas de cerdo fritas todo el tiempo y un día descubrí que podía hacer un platillo bajo en carbohidratos parecido a las cáscaras de papa, ¡pero con rebanadas de pimiento! Las rebanadas grandes de pimiento morrón proveen la "cáscara" donde puedes servir todos los ingredientes deliciosos mientras ofreces un sabor fresco y crujiente. Para más variaciones de sabores, añade ingredientes de inspiración mexicana, como cebolla picada, jalapeños o chiles verdes picados, cilantro fresco picado, jugo de limón verde recién exprimido (para la crema) o salsa picante.

30 MINUTOS

Rinde: 2 porciones
Preparación: 10 minutos
Cocción: 20 minutos

---

1 cucharada de *ghee*

½ libra de carne de res molida

Sal rosada del Himalaya

Pimienta negra recién molida

3 pimientos morrones grandes, de distintos colores

½ taza de queso rallado (yo uso la mezcla mexicana)

1 aguacate

¼ de taza de crema agria

POR PREPARACIÓN

Calorías: 1413; grasas totales: 103 g; carbohidratos: 44 g; carbohidratos netos: 25 g; fibra: 19 g; proteína: 80 g

POR PORCIÓN

Calorías: 707; grasas totales: 52 g; carbohidratos: 22 g; carbohidratos netos: 13 g; fibra: 10 g; proteína: 40 g

1. Precalienta el horno a 400 °F. Cubre una bandeja para horno con papel aluminio o con un tapete de silicona para horno.

2. Derrite el *ghee* en una sartén grande a fuego medio-alto. Cuando el *ghee* esté caliente, añade la carne molida y sazónala con sal rosada del Himalaya y pimienta. Mueve ocasionalmente con una cuchara de madera, rompiendo la carne en trozos. Continúa cocinándola hasta que esté bien cocida (entre 7 y 10 minutos aproximadamente).

3. Mientras, corta los pimientos para tener listas tus "cáscaras de papa". Corta la parte de arriba de cada pimiento, rebánalo a la mitad y saca las venas y las semillas. Si el pimiento es grande, puedes cortarlo en cuartos (usa tu sentido común), buscando obtener un "bote" del tamaño de una cáscara de papa.

4. Acomoda los pimientos morrones en la bandeja que preparaste con antelación.

5. Sirve la carne molida en los pimientos, esparce queso encima de cada uno y hornéalos durante 10 minutos.

6. Mientras, en un tazón mediano, mezcla el aguacate y la crema agria para crear una crema de aguacate de consistencia suave.

7. Cuando los pimientos y la carne estén listos, divídelos entre dos platos, agrega crema de aguacate a cada uno y sirve.

Consejo sobre sustituciones. Puedes usar también pavo molido en lugar de carne de res molida.

FALDA DE RES CON SALSA DE CHIMICHURRI

Este platillo tiene una combinación de sabores deliciosa y atrevida. La clave es marinar el filete de res tanto tiempo como puedas para suavizarlo y que se derrita en tu boca. El filete rebanado se baña en salsa de chimichurri con ajo antes de servir, haciendo que tus papilas gustativas bailen de alegría.

Rinde: 2 porciones
Preparación: 10 minutos, más todo el día, por lo menos, para marinar
Cocción: 10 minutos

¼ de taza de salsa de soya
½ taza de aceite de oliva
Jugo de 1 limón verde
2 cucharadas de vinagre de manzana
1 libra de falda de res
Sal rosada del Himalaya
Pimienta negra recién molida
2 cucharadas de *ghee*
¼ de taza de salsa de chimichurri (yo uso Elvio's)

POR PREPARACIÓN*

Calorías: 1435; grasas totales: 91 g; carbohidratos: 12 g; carbohidratos netos: 8 g; fibra: 4 g; proteína: 139 g

*Esto incluye 2 cucharadas de salsa de soya y aceite de oliva que sobran de la marinada y no se consumen.

POR PORCIÓN

Calorías: 718; grasas totales: 46 g; carbohidratos: 6 g; carbohidratos netos: 4 g; fibra: 2 g; proteína: 70 g

1. En un tazón pequeño, mezcla la salsa de soya, el aceite de oliva, el jugo de limón y el vinagre de manzana. Viértelo en una bolsa resellable grande y añade la falda de res. Marínala lo más posible: al menos todo el día o, idealmente, durante toda la noche.

2. Seca la falda con una toalla de papel. Sazónala por ambos lados con sal rosada del Himalaya y pimienta.

3. Derrite el *ghee* en una sartén grande a fuego alto. Agrega la falda y séllala alrededor de 4 minutos por cada lado, hasta que se dore. Pasa el filete a una tabla para picar y déjalo reposar 5 minutos por lo menos.

4. Rebana la falda de res contra el grano. Divide las rebanadas entre dos platos, cubre con salsa de chimichurri y sirve.

Consejo sobre los ingredientes. También puedes preparar tu propia salsa de chimichurri con una mezcla de ⅛ de taza de cilantro, ⅛ de taza de cebolla morada picada finamente, ⅛ de taza de perejil picado, 1 diente de ajo picado finamente, 1 cucharada de aceite de oliva y 1 cucharada de vinagre de manzana, y sazonada con sal rosada del Himalaya y pimienta negra recién molida.

BARBACOA DE RES

Cuando veo la barbacoa, pienso en el restaurante Chipotle. Su versión tiene 11 o 12 ingredientes, pero yo creé una con solo 5 ingredientes. Aun así, tiene mucho sabor y después de 8 horas se deshará sola cuando la desmenuces.

Rinde: 2 porciones
Preparación: 10 minutos
Cocción: 8 horas

1 libra de aguja de res para rostizar
Sal rosada del Himalaya
Pimienta negra recién molida
4 chiles chipotle en adobo (yo uso una lata de 12 onzas de La Costeña)
1 lata (6 onzas) de chiles jalapeños
2 cucharadas de vinagre de manzana
½ taza de caldo de carne

POR PREPARACIÓN

Calorías: 1446; grasas totales: 91 g; carbohidratos: 13 g; carbohidratos netos: 3 g; fibra: 10 g; proteína: 131 g

POR PORCIÓN

Calorías: 723; grasas totales: 46 g; carbohidratos: 7 g; carbohidratos netos: 2 g; fibra: 5 g; proteína: 66 g

1. Con la olla interna en su lugar, precalienta la olla de cocción lenta en bajo.
2. Sazona la carne por ambos lados con sal rosada del Himalaya y pimienta. Acomoda la aguja en la olla.
3. En un procesador de alimentos (o en una licuadora), revuelve los chiles chipotle y su adobo, los jalapeños y el vinagre de manzana, y pulsa hasta obtener una consistencia suave. Agrega el caldo de res y pulsa algunas veces más. Vierte la mezcla de chiles encima de la carne.
4. Tapa la olla y déjala cocinar en bajo durante 8 horas.
5. Pasa la carne a una tabla para picar y usa dos tenedores para desmenuzarla.
6. Sirve caliente.

Consejo sobre los ingredientes. También puedes usar pecho de res para este asado.

BIBIMBAP CON HUEVO Y CARNE

Bibimbap significa mezcla de arroz en coreano y es uno de mis platillos orientales favoritos. Aunque esta receta no se parece a la versión tradicional, tiene los ingredientes principales: carne de res, huevo frito y verduras.

30 MINUTOS

Rinde: 2 porciones
Preparación: 10 minutos
Cocción: 15 minutos

Para la carne

1 cucharada de *ghee* o mantequilla

8 onzas de falda de res

Sal rosada del Himalaya

Pimienta negra recién molida

1 cucharada de salsa de soya (o aminoácidos de coco)

Para el huevo y el arroz de coliflor

2 cucharadas de *ghee* o mantequilla, divididas

2 huevos grandes

1 pepino grande pelado y cortado en julianas

1 cucharada de salsa de soya

1 taza de arroz de coliflor (ve el consejo para servir, página 124)

Sal rosada del Himalaya

Pimienta negra recién molida

POR PREPARACIÓN

Calorías: 1180; grasas totales: 89 g; carbohidratos: 16 g; carbohidratos netos: 10 g; fibra: 7 g; proteína: 77 g

POR PORCIÓN

Calorías: 590; grasas totales: 45 g; carbohidratos: 8 g; carbohidratos netos: 5 g; fibra: 4 g; proteína: 39 g

PARA PREPARAR LA CARNE

1. Calienta una sartén grande a fuego alto.
2. Seca la carne con una toalla de papel. Sazónala por ambos lados con sal rosada del Himalaya y pimienta.
3. Agrega el *ghee* o la mantequilla a la sartén. Cuando se derrita, agrega la carne.
4. Séllala unos 3 minutos por cada lado para un término medio crudo.
5. Pasa la carne a una tabla para picar y déjala reposar al menos 5 minutos.
6. Rebana la falda de res contra el grano y divídela entre dos tazones.

PARA PREPARAR EL HUEVO Y EL ARROZ DE COLIFLOR

1. En una segunda sartén grande, calienta 1 cucharada de *ghee* o mantequilla a fuego medio-alto. Cuando el *ghee* esté muy caliente, rompe los huevos en la sartén. Cuando las claras estén bien cocidas, pasa con mucho cuidado los huevos a un plato.
2. En un tazón pequeño, marina el pepino en la salsa de soya.
3. Limpia la sartén que usaste para los huevos y añade la cucharada restante de *ghee* o mantequilla a fuego medio-alto. Agrega el arroz de coliflor, sazónalo con sal rosada del Himalaya y pimienta, y revuelve, cocinando durante 5 minutos. Sube la flama a fuego alto al final del tiempo de cocción para que el "arroz" se dore.
4. Divide el arroz entre dos tazones.
5. Agrega un huevo, carne y pepino marinado encima del arroz y sirve.

Consejo sobre los ingredientes. También puedes preparar esta receta con pavo molido o ternera, en lugar de carne de res.

VARIACIONES

Puedes añadir muchas verduras e ingredientes al *bibimbap*:

- *Kimchi*
- Germen
- Zanahoria cortada en julianas
- Hongos picados
- Cebolletas picadas

ESTOFADO MISSISSIPPI

En mi cuenta de Instagram sobre la dieta keto me piden el estofado Mississippi todo el tiempo. Definitivamente, es el favorito de muchos porque es muy sencillo y está lleno de sabor. También incluye uno de mis ingredientes favoritos: *peperoncino*. La receta de cada persona varía un poco, pero esta me recuerda a mi mamá porque a ella le encantan las recetas con sobres de sazonador. Aquí, el aderezo Ranch y los paquetes de *gravy* aportan sabores excelentes.

UNA OLLA

Rinde: 4 porciones

Preparación: 5 minutos

Cocción: 8 horas

1 libra de aguja de res para rostizar

Sal rosada del Himalaya

Pimienta negra recién molida

1 paquete (1 onza) de Au Jus Gravy Mix en polvo

1 paquete (1 onza) de aderezo Ranch en polvo

8 cucharadas de mantequilla (1 barra)

1 taza de *peperoncino* (yo uso Mezzetta)

POR PREPARACIÓN

Calorías: 2016; grasas totales: 142 g; carbohidratos: 22 g; carbohidratos netos: 22 g; fibra: 0 g; proteína: 145 g

POR PORCIÓN

Calorías: 504; grasas totales: 34 g; carbohidratos: 6 g; carbohidratos netos: 6 g; fibra: 0 g; proteína: 36 g

1. Con la olla interna en su lugar, precalienta la olla de cocción lenta en bajo.
2. Sazona la aguja de res por ambos lados con sal rosada del Himalaya y pimienta. Acomódala en la olla.
3. Esparce los paquetes de mezcla de *gravy* y aderezo Ranch encima de la carne.
4. Coloca la mantequilla encima de la carne y esparce los *peperoncinos* alrededor.
5. Tapa la olla y déjala cocinar en bajo durante 8 horas.
6. Desmenuza la carne usando dos tenedores y sirve caliente.

Consejo sobre los ingredientes. También puedes preparar esta receta con pechugas de pollo sin hueso y es deliciosa.

TAZONES DE CARNE CON QUESO

Los tazones de queso son versátiles y muy fáciles de hacer. Estos tazones de carne, inspirados en un tema mexicano, incluyen carne de res, aguacate fresco y crema agria fría.

30 MINUTOS

Rinde: 2 porciones
Preparación: 10 minutos
Cocción: 20 minutos

Para los tazones de queso

2 tazas de queso rallado (yo uso la mezcla mexicana)

Para la carne molida

1 cucharada de *ghee*

½ libra de carne molida

½ paquete (1.25 onzas) de sazonador para tacos

¼ de taza de agua

Para los tazones de carne

½ aguacate picado

Sal rosada del Himalaya

Pimienta negra recién molida

2 cucharadas de crema agria

POR PREPARACIÓN

Calorías: 1787; grasas totales: 136 g; carbohidratos: 23 g; carbohidratos netos: 18 g; fibra: 5 g; proteína: 113 g

POR PORCIÓN

Calorías: 894; grasas totales: 68 g; carbohidratos: 12 g; carbohidratos netos: 9 g; fibra: 3 g; proteína: 57 g

PARA PREPARAR LOS TAZONES DE QUESO

1. Precalienta el horno a 350 °F. Cubre una placa para horno con papel pergamino o con un tapete de silicona para horno.

2. Forma montones de ½ taza de queso en la placa preparada. Hornéalos alrededor de 7 minutos o hasta que los bordes estén dorados y el centro se derrita. Deben quedar más grandes que un nacho de tortilla común.

3. Deja la placa sobre una rejilla durante 2 minutos mientras las frituras de queso se enfrían. Estarán suaves cuando salgan del horno, pero se endurecerán mientras se enfrían.

4. Antes de que estén completamente duras, pasa las frituras de queso a un molde para *muffins*. Moldea el queso alrededor de los tazones para *muffins* para crear tazones pequeños. (El queso se endurecerá por completo en el molde, así que será muy fácil rellenarlos).

PARA PREPARAR LA CARNE MOLIDA

1. Calienta el *ghee* en una sartén mediana a fuego medio-alto.

2. Cuando esté caliente, agrega la carne molida y saltéala alrededor de 8 minutos, hasta que se dore.

3. Cuela el exceso de grasa. Agrega el sazonador para tacos y el agua, y espera a que hierva. Baja la flama a fuego medio y deja hervir suavemente durante 5 minutos.

PARA PREPARAR LOS TAZONES DE CARNE

1. Con una cuchara ranurada, sirve la carne en los tazones.

2. Sazona el aguacate picado con sal rosada del Himalaya y pimienta y divídelo entre los tazones de queso.

3. Agrega una cucharada de crema agria a cada tazón y sirve.

VARIACIONES

Al igual que una tortilla con forma de taco, puedes usar estos tazones de queso para rellenarlos con cualquier cantidad de combinaciones:

• Puedes añadir tomates, cebolla y chiles jalapeños picados a la carne molida.

• Usa queso Pepper Jack para darle más sabor.

GUISO DE HAMBURGUESA CON QUESO Y TOCINO

A mi hija le encanta este guiso. Es un platillo suculento y cargado de proteína, así que me gusta hacerlo cuando ayuno todo el día y solo ceno.

Rinde: 4 porciones
Preparación: 10 minutos
Cocción: 50 minutos

Para el tocino y la carne de res

1 libra de tocino

1 cucharada de *ghee*

1 libra de carne de res molida

Sal rosada del Himalaya

Pimienta negra recién molida

Para el guiso

1 cucharada de *ghee*

½ taza de crema espesa (para batir)

4 huevos grandes ligeramente batidos

¾ de taza de queso rallado (yo uso la mezcla mexicana)

Sal rosada del Himalaya

Pimienta negra recién molida

POR PREPARACIÓN

Calorías: 4706; grasas totales: 363 g; carbohidratos: 1 g; carbohidratos netos: 11 g; fibra: 0 g; proteína: 330 g

POR PORCIÓN

Calorías: 1177; grasas totales: 91 g; carbohidratos: 3 g; carbohidratos netos: 3 g; fibra: 0 g; proteína: 83 g

PARA PREPARAR EL TOCINO Y LA CARNE DE RES

1. En una sartén grande, a fuego medio-alto, cocina el tocino por ambos lados hasta que esté crujiente (8 minutos, aproximadamente). Pasa el tocino a un plato con toallas de papel y déjalo enfriar durante 5 minutos. Pásalo a una tabla y pícalo.

2. En una segunda sartén grande, a fuego medio-alto, calienta el *ghee*. Añade la carne molida y sazónala con sal rosada del Himalaya y pimienta. Mueve ocasionalmente rompiendo la carne en trozos.

3. Una vez que la carne se dore (después de 8 minutos, aproximadamente), cuela la grasa e incorpora el tocino picado.

PARA PREPARAR EL GUISO

1. Precalienta el horno a 350 °F. Engrasa un molde refractario de 9 x 13 pulgadas con *ghee*.

2. Pasa la mezcla de carne y tocino al molde como primera capa.

3. En un tazón mediano, revuelve la crema, los huevos y la mitad del queso, y sazona con sal rosada del Himalaya y pimienta. Viértelo encima de la carne. Cubre con el resto del queso.

4. Hornéalos durante 30 minutos o hasta que el queso se derrita y se dore ligeramente.

5. Deja reposar el guiso durante 5 minutos sobre una rejilla antes de cortar y servir.

Consejo sobre los ingredientes. También puedes preparar esta receta con pavo molido en lugar de carne de res.

VARIACIONES

Te recomiendo incorporar en la receta alguna de las siguientes variaciones para añadir un toque ácido:

• Agrega ½ taza de pepinillos picados a la mezcla de carne.

• El *peperoncino* rebanado complementa bien si no te agradan los pepinillos.

• Agregar ¼ de salsa de tomate baja en azúcar a la mezcla de crema y huevo también provee un agradable sabor.

HAMBURGUESAS RELLENAS DE QUESO FETA

¿A quién no le encanta una hamburguesa? ¡Sobre todo una hamburguesa rellena de queso! La combinación de carne de res y cordero, sabores clásicos del Mediterráneo, es un triunfo.

30 MINUTOS

Rinde: 2 porciones
Preparación: 10 minutos
Cocción: 10 minutos

2 cucharadas de hojas de menta frescas, picadas finamente

1 cebolleta rebanada finamente, las partes blanca y verde

1 cucharada de mostaza Dijon

Sal rosada del Himalaya

Pimienta negra recién molida

12 onzas (6 onzas de cada uno) de mezcla de carne de res y cordero molida

2 onzas de queso feta desmoronado

1 cucharada de *ghee*

POR PREPARACIÓN

Calorías: 1214; grasas totales: 95 g; carbohidratos: 4 g; carbohidratos netos: 3 g; fibra: 1 g; proteína: 81 g

POR PORCIÓN

Calorías: 607; grasas totales: 48 g; carbohidratos: 2 g; carbohidratos netos: 2 g; fibra: 1 g; proteína: 41 g

1. En un tazón grande, revuelve las hojas de menta, la cebolleta y la mostaza. Sazona con sal rosada del Himalaya y pimienta.

2. Agrega la carne de res y el cordero al tazón. Revuelve hasta incorporar bien y forma 4 tortitas.

3. Presiona el queso feta desmoronado contra 2 de las tortitas y coloca las otras 2 encima para dejar el queso en medio. Presiona los bordes de las hamburguesas para sellar el queso adentro.

4. Calienta el *ghee* en una sartén mediana a fuego medio. Agrega las tortitas de hamburguesa al aceite caliente. Cocina cada lado durante 4 o 5 minutos, hasta alcanzar el término que prefieras, y sirve.

Consejo sobre sustituciones. Puedes usar solo carne molida de res o de cordero para esta receta si lo prefieres.

Siete

Postres y golosinas

¡Los postres pueden ser divertidos en una dieta cetogénica! Yo intento que mis recetas de postre sean lo más sencillas posible y con ingredientes que ya tenga en la casa para poder prepararlas rápidamente si se me antoja algo. Preparo postres solo ocasionalmente —quizá una vez a la semana— porque me he dado cuenta de que entre menos alimentos dulces coma, menos se me antojan. Prepara postres sencillos con estas recetas de 5 ingredientes.

Índice de recetas

PALETAS DE MORAS AZULES Y ZARZAMORAS

Las zarzamoras son mi fruta favorita y las moras azules están en segundo lugar, así que pensé en una paleta cremosa y refrescante usando ambas. ¡El color de estas paletas es precioso!

SIN COCCIÓN
VEGETARIANA

Rinde: 4 porciones

Preparación: 5 minutos, más 2 horas, por lo menos, para congelar

½ lata (13.5 onzas) de crema de coco; ¾ de taza de leche de coco entera, sin endulzar, o ¾ de taza de crema espesa (para batir)

2 cucharaditas de edulcorante natural Swerve o 2 gotas de estevia líquida

½ cucharadita de extracto de vainilla

¼ de taza de mezcla de moras azules y zarzamoras (frescas o congeladas)

POR PREPARACIÓN

Calorías: 661; grasas totales: 68 g; carbohidratos: 17 g; carbohidratos netos: 7 g; fibra: 2 g; proteína: 4 g

POR PORCIÓN

Calorías: 165; grasas totales: 17 g; carbohidratos: 4 g; carbohidratos netos: 2 g; fibra: 1 g; proteína: 1 g

1. En un procesador de alimentos (o una licuadora), mezcla la crema de coco, el edulcorante y la vainilla.

2. Añade la mezcla de moras y pulsa solo algunas veces para que la fruta conserve su textura.

3. Vierte la mezcla en los moldes para paleta y congélalos al menos 2 horas antes de servir.

Consejo sobre los ingredientes. Si no tienes ambas, zarzamoras y moras azules, puedes preparar esta receta con una u otra.

PALETAS DE LIMÓN Y FRESA

Los sabores frescos y deliciosos de estas paletas me recuerdan a las paletas de hielo mexicanas. Me encanta añadir jugo de limón para obtener sabores dulces, cremosos y agrios en una sola y deliciosa paleta.

SIN COCCIÓN
VEGETARIANA

Rinde: 4 porciones

Preparación: 5 minutos, más 2 horas, por lo menos, para congelar

½ lata (13.5 onzas) de crema de coco; ¾ de taza de leche de coco entera, sin endulzar, o ¾ de taza de crema espesa (para batir)

2 cucharaditas de edulcorante natural Swerve o 2 gotas de estevia líquida

1 cucharada de jugo de limón verde recién exprimido

¼ de taza de fresas mondadas y rebanadas (frescas o congeladas)

POR PREPARACIÓN

Calorías: 663; grasas totales: 68 g; carbohidratos: 20 g; carbohidratos netos: 10 g; fibra: 2 g; proteína: 4 g

POR PORCIÓN

Calorías: 166; grasas totales: 17 g; carbohidratos: 5 g; carbohidratos netos: 3 g; fibra: 1 g; proteína: 1 g

1. En un procesador de alimentos (o una licuadora), mezcla la crema de coco, el edulcorante y el jugo de limón.

2. Añade las fresas y pulsa solo algunas veces para que las fresas conserven su textura.

3. Vierte la mezcla en los moldes para paleta y congélalos al menos 2 horas antes de servir.

Consejo sobre los ingredientes. También puedes sustituir las fresas con zarzamoras.

PALETAS DE CAFÉ

El café es un alimento básico para muchas personas que siguen la dieta cetogénica. ¿Por qué no congelarlo en una práctica paleta? La mezcla de café y crema es todavía más divertida si le añades chispas de chocolate sin azúcar.

SIN COCCIÓN
VEGETARIANA
Rinde: 4 porciones
Preparación: 5 minutos, más 2 horas para congelar

2 tazas de café preparado, frío

¾ de taza de crema de coco; ¾ de taza de leche de coco entera, sin azúcar, o ¾ de taza de crema espesa (para batir)

2 cucharaditas de edulcorante natural Swerve o 2 gotas de estevia líquida

2 cucharadas de chispas de chocolate sin azúcar (yo uso Lily's)

POR PREPARACIÓN

Calorías: 419; grasas totales: 41 g; carbohidratos: 29 g; carbohidratos netos: 7 g; fibra: 8 g; proteína: 4 g

POR PORCIÓN

Calorías: 105; grasas totales: 10 g; carbohidratos: 7 g; carbohidratos netos: 2 g; fibra: 2 g; proteína: 1 g

1. En un procesador de alimentos (o una licuadora), mezcla el café, la crema de coco y el edulcorante hasta combinarlos por completo.
2. Vierte la mezcla en los moldes para paleta y agrega unas cuantas chispas de chocolate a cada molde.
3. Congélalas al menos 2 horas antes de servir.

Consejo sobre los ingredientes. Puedes ajustar la cantidad de edulcorante a tu gusto.

VARIACIONES
Puedes añadir tus saborizantes sin azúcar favoritos para personalizar las paletas de la misma forma en que lo harías con tu café:

- Canela
- Vainilla
- Proteína en polvo sabor chocolate

PALETAS DE *FUDGE*

Las paletas son uno de mis postres favoritos porque es muy fácil preparar una porción y luego tener algo dulce a la mano para ese antojo ocasional. Las paletas de hielo también son una forma divertida de ser creativo con varios sabores. Te recomiendo invertir en unos moldes para paleta de buena calidad.

SIN COCCIÓN
VEGETARIANA

Rinde: 4 porciones

Preparación: 5 minutos, más 2 horas para congelar

½ lata (13.5 onzas) de crema de coco; ¾ de taza de leche de coco entera, sin endulzar, o ¾ de taza de crema espesa (para batir)

2 cucharaditas de edulcorante natural Swerve o 2 gotas de estevia líquida

2 cucharadas de cacao en polvo, sin endulzar

2 cucharadas de chispas de chocolate sin azúcar (yo uso Lily's)

POR PREPARACIÓN

Calorías: 771; grasas totales: 79 g; carbohidratos: 37 g; carbohidratos netos: 13 g; fibra: 10 g; proteína: 8 g

POR PORCIÓN

Calorías: 193; grasas totales: 20 g; carbohidratos: 9 g; carbohidratos netos: 3 g; fibra: 3 g; proteína: 2 g

1. En un procesador de alimentos (o una licuadora), mezcla la crema de coco, el edulcorante y el cacao en polvo.

2. Vierte la mezcla en los moldes para paleta y agrega chispas de chocolate a cada molde.

3. Congélalos al menos 2 horas antes de servir.

Consejo sobre los ingredientes. Puedes ajustar la cantidad de edulcorante a tu gusto personal.

VARIACIONES

Diviértete agregando ingredientes:

- Puedes añadir colágeno en polvo a la mezcla para obtener más beneficios a la salud.

- Elige crema espesa (para batir) y añade queso crema. Incorpora las chispas de chocolate al final de la receta.

FLOTANTE DE CERVEZA DE RAÍZ

Recuerdo cuando me di cuenta de que fácilmente podía preparar un flotante de cerveza de raíz adecuado para la dieta keto. ¡Fue tan emocionante! Esta versión es cetogénica y no extrañarás el azúcar para nada.

30 MINUTOS
UNA SARTÉN
SIN COCCIÓN
VEGETARIANA
Rinde: 2 porciones
Preparación: 5 minutos

1 lata (12 onzas) de cerveza de raíz de dieta (a mí me gusta la de Zevia)

4 cucharadas de crema espesa (para batir)

1 cucharadita de extracto de vainilla

6 cubos de hielo

POR PREPARACIÓN

Calorías: 111; grasas totales: 11 g; carbohidratos: 5 g; carbohidratos netos: 1 g; fibra: 0 g; proteína: 1 g

POR PORCIÓN

Calorías: 56; grasas totales: 6 g; carbohidratos: 3 g; carbohidratos netos: 1 g; fibra: 0 g; proteína: 1 g

1. En un procesador de alimentos (o una licuadora), mezcla la cerveza de raíz, la crema, la vainilla y el hielo.
2. Combina bien, viértelo en dos vasos altos y sirve.
3. Para mí, ningún flotante de cerveza está completo sin una pajilla flexible.

Consejo sobre los ingredientes. Si quieres un flotante de cerveza de raíz con más alcohol, puedes añadir a la mezcla vodka de vainilla o ron.

FLOTANTE DE NARANJA

La naranja no es un sabor que puedas experimentar muy seguido en una dieta cetogénica. Por eso estaba muy emocionada cuando descubrí que la soda de naranja de Zevia está hecha con estevia.

30 MINUTOS

UNA SARTÉN

SIN COCCIÓN

VEGETARIANA

Rinde: 2 porciones

Preparación: 5 minutos

1 lata de soda de naranja de dieta (a mí me gusta la de Zevia)

4 cucharadas de crema espesa (para batir)

1 cucharadita de extracto de vainilla

6 cubos de hielo

POR PREPARACIÓN

Calorías: 111; grasas totales: 11 g; carbohidratos: 5 g; carbohidratos netos: 1 g; fibra: 0 g; proteína: 1 g

POR PORCIÓN

Calorías: 56; grasas totales: 6 g; carbohidratos: 3 g; carbohidratos netos: 1 g; fibra: 0 g; proteína: 1 g

1. En un procesador de alimentos (o una licuadora), mezcla la soda de naranja, la crema, la vainilla y el hielo.
2. Incorpora bien, viértelo en dos vasos altos y sirve.

Consejo sobre los ingredientes. Si quieres una delicia cremosa de naranja con alcohol, añade a la mezcla vodka de vainilla.

MALTEADA DE FRESA

Solo con leer los títulos de las recetas en este capítulo te habrás dado cuenta de que me encanta el pastel de queso. Así que, ¿por qué no hacer una malteada inspirada en el pastel de queso con fresas? Nada de hornear ni esperar a que cuaje. Solo licúalo ¡y estará listo en minutos!

30 MINUTOS
UNA SARTÉN
SIN COCCIÓN
VEGETARIANA
Rinde: 2 porciones
Preparación: 10 minutos

¾ de taza de crema espesa (para batir)

2 onzas de queso crema a temperatura ambiente

1 cucharada de edulcorante natural Swerve

¼ de cucharadita de extracto de vainilla

6 fresas rebanadas

6 cubos de hielo

POR PREPARACIÓN

Calorías: 813; grasas totales: 83 g; carbohidratos: 25 g; carbohidratos netos: 11 g; fibra: 1 g; proteína: 7 g

POR PORCIÓN

Calorías: 407; grasas totales: 42 g; carbohidratos: 13 g; carbohidratos netos: 6 g; fibra: 1 g; proteína: 4 g

1. En un procesador de alimentos (o una licuadora), mezcla la crema espesa, el queso crema, el edulcorante y la vainilla. Mezcla en alto hasta combinar por completo.

2. Agrega las fresas y el hielo, y mezcla hasta obtener una consistencia suave.

3. Vierte la malteada en dos vasos altos y sirve.

Consejo sobre los ingredientes. Una espiral de crema batida siempre es una hermosa decoración para cualquier malteada.

MALTEADA DE CHOCOLATE HELADA

Me da asco pensar en algunas de las cosas que solía comer antes de seguir la dieta cetogénica, pero una de las delicias que me encantaba disfrutar era una malteada helada en Wendy's. Por fortuna para mí, esta copia cetogénica de la receta se acerca mucho a la versión original. Para la leche de coco, yo uso una lata de 13.5 onzas de leche de coco orgánica de Trader Joe's, la cual revuelvo después de abrir. Sugiero poner a enfriar un tazón mediano de metal y las aspas de la batidora de mano en el congelador antes de preparar esta receta.

UNA SARTÉN
SIN COCCIÓN
VEGETARIANA

Rinde: 2 porciones

Preparación: 10 minutos, más 1 hora para enfriar

¾ de taza de crema espesa (para batir)

4 onzas de leche de coco

1 cucharada de edulcorante natural Swerve

¼ de cucharadita de extracto de vainilla

2 cucharadas de cacao en polvo sin endulzar

POR PREPARACIÓN

Calorías: 887; grasas totales: 93 g; carbohidratos: 29 g; carbohidratos netos: 13 g; fibra: 4 g; proteína: 8 g

POR PORCIÓN

Calorías: 444; grasas totales: 47 g; carbohidratos: 15 g; carbohidratos netos: 7 g; fibra: 2 g; proteína: 4 g

1. Vierte la crema en un tazón mediano frío y, con tu batidora de mano y aspas frías, bátela hasta formar picos.

2. Vierte la leche de coco lentamente e incorpórala con suavidad a la crema. Agrega el edulcorante, la vainilla y el cacao en polvo y bate hasta mezclar por completo.

3. Vierte en dos vasos altos y déjalos en el congelador durante 1 hora antes de servir. Por lo general, revuelvo las malteadas dos veces durante este tiempo.

Consejo sobre los ingredientes. La leche de almendra también sirve si no tienes leche de coco.

MOUSSE DE QUESO CON FRESAS

¡Me encanta este postre increíblemente sencillo, que cualquier amante del pastel de queso devorará! Solo toma 10 minutos prepararlo y puedes personalizarlo fácilmente con distintas frutas.

UNA SARTÉN
SIN COCCIÓN
VEGETARIANA

Rinde: 2 porciones
Preparación: 10 minutos, más 1 hora para enfriar

4 onzas de queso crema a temperatura ambiente

1 cucharada de crema espesa (para batir)

1 cucharadita de edulcorante natural Swerve o 1 gota de estevia líquida

1 cucharadita de extracto de vainilla

4 fresas rebanadas (frescas o congeladas)

POR PREPARACIÓN

Calorías: 441; grasas totales: 42 g; carbohidratos: 21 g; carbohidratos netos: 8 g; fibra: 1 g; proteína: 7 g

POR PORCIÓN

Calorías: 221; grasas totales: 21 g; carbohidratos: 11 g; carbohidratos netos: 4 g; fibra: 1 g; proteína: 4 g

1. Separa el bloque de queso crema en trozos más pequeños y distribúyelos uniformemente en un procesador de alimentos (o una licuadora). Añade la crema, el edulcorante y la vainilla.

2. Mézclalos en alto. Por lo general, detengo el procesador y revuelvo dos veces, raspando los costados del tazón con una espátula de goma pequeña para asegurarme de que todo se combine bien.

3. Agrega las fresas al procesador de alimentos y mezcla por completo.

4. Divide la mezcla de pastel de queso con fresas entre dos tazones pequeños y enfríalos durante 1 hora antes de servir.

Consejo sobre los ingredientes. La crema espesa para batir ayuda a aligerar un poco el queso crema. Si todavía parece espeso al mezclar, agrega un poco más de crema.

VARIACIONES

- Muchas veces uso zarzamoras en lugar de fresas: ¼ de taza aproximadamente.
- En las vacaciones de invierno, en lugar de fresas me gusta añadir 3 onzas de puré de calabaza a esta mezcla, junto con 1 cucharadita de especias para pay de calabaza.

BOMBA DE LIMONADA

Las bombas de grasa son una obsesión cetogénica. Cuando empecé con la dieta, no dejaba de ver todas las opciones que había para bombas de grasa, así que desarrollé un par por mi cuenta. Esta versión de limonada es una de las favoritas de mi hija, que ama todo lo que tenga que ver con limones. Antes de empezar a preparar la receta, deja que los ingredientes reposen en la cocina alrededor de 2 horas para que estén a temperatura ambiente. Este es un paso importante que debes tener en mente para cualquier receta de bombas de grasa.

SIN COCCIÓN

VEGETARIANA

Rinde: 2 porciones

Preparación: 10 minutos, más 2 horas para congelar

½ limón amarillo

4 onzas de queso crema a temperatura ambiente

2 onzas de mantequilla a temperatura ambiente

2 cucharaditas de edulcorante natural Swerve o 2 gotas de estevia líquida

1 pizca de sal rosada del Himalaya

POR PREPARACIÓN

Calorías: 807; grasas totales: 85 g; carbohidratos: 15 g; carbohidratos netos: 7 g; fibra: 1 g; proteína: 8 g

POR PORCIÓN

Calorías: 404; grasas totales: 43 g; carbohidratos: 8 g; carbohidratos netos: 4 g; fibra: 1 g; proteína: 4 g

1. Ralla la cáscara del limón con un rallador muy fino en un tazón pequeño. Exprime el jugo de limón en el tazón.

2. En un tazón mediano, revuelve el queso crema y la mantequilla. Agrega el edulcorante, la ralladura, el jugo de limón y la sal rosada del Himalaya. Con una batidora de mano, bate hasta combinar por completo.

3. Sirve la mezcla en los moldes para bombas de grasa. (Yo uso moldes pequeños de silicona para panecillos. Si no tienes moldes, puedes usar capacillos que quepan en un molde metálico para *muffins*.)

4. Congélalas al menos 2 horas, desmóldalas ¡y come! Ten más en tu congelador, en una bolsa resellable, para que tus seres queridos y tú puedan comerlos en cualquier momento que sientan un antojo. Se conservan en el congelador por unos 3 meses.

Consejo para cocinar. Puedes usar una bandeja para hielos como molde para preparar tus bombas de grasa.

BOMBA DE PASTEL DE QUESO CON MORAS

Estas bombas de grasa te dan todo el sabor del pastel de queso en un pequeño bocado. Me encantan las moras en esta receta. Yo uso una combinación de fresas y zarzamoras, machacándolas juntas, y luego las incorporo a la mezcla. Un paso importante para tener éxito al preparar las bombas de grasa es garantizar que todos los ingredientes estén a temperatura ambiente.

SIN COCCIÓN
VEGETARIANA

Rinde: 2 porciones

Preparación: 10 minutos, más 2 horas por lo menos, para congelar

4 onzas de queso crema a temperatura ambiente

4 cucharadas (½ barra) de mantequilla a temperatura ambiente

2 cucharaditas de edulcorante natural Swerve o 2 gotas de estevia líquida

1 cucharadita de extracto de vainilla

¼ de taza de moras frescas o congeladas

POR PREPARACIÓN

Calorías: 827; grasas totales: 85 g; carbohidratos: 17 g; carbohidratos netos: 7 g; fibra: 2 g; proteína: 8 g

POR PORCIÓN

Calorías: 414; grasas totales: 43 g; carbohidratos: 9 g; carbohidratos netos: 4 g; fibra: 1 g; proteína: 4 g

1. En un tazón mediano, usa una batidora de mano para batir el queso crema, la mantequilla, el edulcorante y la vainilla.

2. En un tazón pequeño, machaca las moras muy bien. Incorpóralas a la mezcla de queso crema con una espátula de goma. (Si agregas rebanadas de moras a la mezcla de queso sin aplastarlas, se congelarán y tendrán una textura desagradable).

3. Sirve la mezcla de queso crema en los moldes para bombas de grasa. (Yo uso moldes pequeños de silicona para panecillos, los cuales meto en los tazones de un molde metálico para *muffins*. Puedes usar capacillos de papel si no tienes moldes).

4. Congela las bombas al menos 2 horas, desmóldalas y ¡come! Puedes guardar las bombas sobrantes en el congelador, en una bolsa resellable, por unos 3 meses. Es agradable tener algo listo en tu congelador para esos antojos de algo dulce.

Consejo para cocinar. Puedes usar una bandeja para hielos como molde para preparar tus bombas de grasa.

BOMBA DE MANTEQUILLA DE MANÍ

Mi hija es una fanática de la mantequilla de maní, así que estas bombas de grasa son una forma muy sencilla de hacerla muy feliz. Puedes prepararlas antes de la cena y estarán listas rápida y fácilmente para cuando sea tiempo del postre. Todos los ingredientes deben estar a temperatura ambiente: esto es importante en cualquier receta de bombas de grasa.

VEGETARIANA

Rinde: 2 porciones

Preparación: 10 minutos, más 30 minutos para congelar

1 cucharada de mantequilla a temperatura ambiente

1 cucharada de aceite de coco

2 cucharadas de mantequilla de maní natural o mantequilla de almendra

2 cucharaditas de edulcorante natural Swerve o 2 gotas de estevia líquida

POR PREPARACIÓN

Calorías: 391; grasas totales: 39 g; carbohidratos: 15 g; carbohidratos netos: 5 g; fibra: 2 g; proteína: 6 g

POR PORCIÓN

Calorías: 196; grasas totales: 20 g; carbohidratos: 8 g; carbohidratos netos: 3 g; fibra: 1 g; proteína: 3 g

1. En un tazón mediano para microondas, derrite la mantequilla, el aceite de coco y la mantequilla de maní a potencia media (50 %). Incorpora el edulcorante.

2. Vierte la mezcla en los moldes para bombas de grasa. (Yo uso moldes pequeños de silicona para panecillos).

3. Congela las bombas durante 30 minutos, desmóldalas y ¡come! Conserva más en tu congelador para que puedas comerlas cuando se te antoje algo dulce.

Consejo para cocinar. Puedes usar una bandeja para hielos como molde para preparar tus bombas de grasa. Cuando las bombas se hayan congelado, sácalas de la bandeja para hielos, guárdalas en una bolsa resellable y consérvalas en el congelador por 3 meses como máximo.

PASTELILLOS DE QUESO SIN COSTRA

El pastel de queso es mi postre favorito. Afortunadamente, ¡es muy fácil hacer una versión cetogénica! Estos postres del tamaño de un bocado son perfectos para las cenas familiares o para llevarlos a una fiesta.

UNA SARTÉN

VEGETARIANA

Rinde: 4 porciones

Preparación: 10 minutos, más 3 horas para enfriar

Cocción: 30 minutos

---

4 onzas de queso crema a temperatura ambiente

¼ de taza de crema agria

2 huevos grandes

⅓ de taza de edulcorante natural Swerve

¼ de cucharadita de extracto de vainilla

POR PREPARACIÓN

Calorías: 677; grasas totales: 60 g; carbohidratos: 71 g; carbohidratos netos: 7 g; fibra: 0 g; proteína: 20 g

POR PORCIÓN

Calorías: 169; grasas totales: 15 g; carbohidratos: 18 g; carbohidratos netos: 2 g; fibra: 0 g; proteína: 5 g

1. Precalienta el horno a 350 °F.

2. En un tazón mediano, usa una batidora de mano para batir el queso crema, la crema agria, los huevos, el edulcorante y la vainilla hasta incorporar por completo.

3. Coloca capacillos de silicona (o de papel) en los tazones de un molde metálico para *muffins*.

4. Vierte la masa de queso crema en los capacillos y hornéalos durante 30 minutos.

5. Refrigéralos hasta que estén completamente fríos antes de servir (3 horas, aproximadamente). Guarda algunos pastelillos de queso en una bolsa resellable en el congelador hasta por 3 meses.

Consejo sobre los ingredientes. Me parece mucho más fácil mezclar el queso crema cuando está a temperatura ambiente.

VARIACIONES

- Añade ralladura de limón para una deliciosa explosión de sabor.
- Para una versión cetogénica del pastel de limón, añade a la receta ½ cucharadita de mezcla de limón sin azúcar de Jello y ½ cucharadita de jugo de limón verde recién exprimido.

PASTELILLOS DE QUESO Y CALABAZA SIN COSTRA

Estos pastelillos tienen un sabor clásico de pastel de queso, pero con un giro de pay de calabaza. Son perfectos para el otoño, cuando se te antoja todo lo que tiene que ver con calabazas. Pero son igualmente deliciosos en cualquier momento del año.

VEGETARIANA

Rinde: 4 porciones
Preparación: 10 minutos, más 3 horas para enfriar
Cocción: 30 minutos

4 onzas de puré de calabaza

4 onzas de queso crema a temperatura ambiente

2 huevos grandes

⅓ de taza de edulcorante natural Swerve

2 cucharaditas de especias para pay de calabaza

POR PREPARACIÓN

Calorías: 622; grasas totales: 49 g; carbohidratos: 82 g; carbohidratos netos: 15 g; fibra: 3 g; proteína: 21 g

POR PORCIÓN

Calorías: 156; grasas totales: 12 g; carbohidratos: 21 g; carbohidratos netos: 4 g; fibra: 1 g; proteína: 5 g

1. Precalienta el horno a 350 °F.

2. En un tazón mediano, usa una batidora de mano para mezclar el puré de calabaza, el queso crema, los huevos, el edulcorante y las especias para pay de calabaza hasta incorporar por completo.

3. Coloca capacillos de silicona (o de papel) en los tazones de un molde metálico para *muffins*.

4. Vierte la masa en los capacillos y hornéalos durante 30 minutos.

5. Refrigéralos hasta que se enfríen completamente antes de servir (3 horas, aproximadamente). Guarda los pastelillos sobrantes en una bolsa de plástico resellable y congélalos hasta por 3 meses.

Consejo sobre los ingredientes. Es necesario que uses puré de calabaza para esta receta, no mezcla para pay de calabaza porque tiene azúcar.

TAZÓN DE *MASCARPONE* CON MORAS Y NUECES PECANAS

Muchas personas disfrutan este platillo para desayunar, pero con queso *cottage*. Yo lo probé una noche con *mascarpone* y un toque de edulcorante, y me encantó. Sabía como un verdadero postre. Luego le añadí un pequeño puñado de chispas de chocolate adecuadas para la dieta cetogénica y se convirtió en un postre divino.

30 MINUTOS

UNA SARTÉN

SIN COCCIÓN

VEGETARIANA

Rinde: 2 porciones

Preparación: 5 minutos

1 taza de nueces pecanas picadas

1 cucharadita de edulcorante natural Swerve o 1 gota de estevia líquida

¼ de taza de *mascarpone*

30 chispas de chocolate amargo de Lily's

6 fresas rebanadas

POR PREPARACIÓN

Calorías: 923; grasas totales: 93 g; carbohidratos: 30 g; carbohidratos netos: 11 g; fibra: 14 g; proteína: 12 g

POR PORCIÓN

Calorías: 462; grasas totales: 47 g; carbohidratos: 15 g; carbohidratos netos: 6 g; fibra: 7 g; proteína: 6 g

1. Divide las nueces pecanas entre dos tazones para postre.
2. En un tazón pequeño, mezcla el edulcorante y el queso *mascarpone*. Cubre las nueces con una cucharada del *mascarpone* endulzado.
3. Esparce las chispas de chocolate, decora cada plato con las fresas y sirve.

Consejo sobre sustituciones. También podrías utilizar queso *ricotta* en lugar de *mascarpone*.

GALLETAS DE MANTEQUILLA DE MANÍ

Si te gusta la mantequilla de maní, te encantarán estas galletas. Son muy sencillas, solo llevan tres ingredientes. Quizá son mis papilas gustativas cetogénicas, ¡pero estas galletas saben igual que su versión con azúcar!

30 MINUTOS

VEGETARIANA

Rinde: 15 galletas
Preparación: 5 minutos
Cocción: 10 minutos, más 10 minutos para enfriar

1 taza de mantequilla de maní natural, con trozos

½ taza de edulcorante natural Swerve

1 huevo

POR PREPARACIÓN

Calorías: 1466; grasas totales: 118 g; carbohidratos: 153 g; carbohidratos netos: 43 g; fibra: 14 g; proteína: 56 g

POR GALLETA

Calorías: 98; grasas totales: 8 g; carbohidratos: 10 g; carbohidratos netos: 3 g; fibra: 1 g; proteína: 4 g

1. Precalienta el horno a 350 °F. Cubre una placa para horno con un tapete de silicona para horno o con papel pergamino.

2. En un tazón mediano, usa una batidora de mano para mezclar la mantequilla de maní, el edulcorante y el huevo.

3. Forma bolitas de 1 pulgada de diámetro con la masa.

4. Distribúyelas sobre la placa preparada. Presiona cada una con los dientes de un tenedor y repite para crear un patrón entrecruzado.

5. Hornéalas durante 12 minutos o hasta que se doren.

6. Déjalas enfriar durante 10 minutos sobre la placa antes de servir. Si intentas moverlas antes, se romperán.

7. Guarda las galletas sobrantes en un contenedor tapado en el refrigerador hasta por 5 días.

Consejo sobre los ingredientes. Puedes usar mantequilla de maní cremosa, pero me parece que la textura de los trozos de maní mejora la galleta.

MOUSSE DE CHOCOLATE

Este postre es rico, tiene chocolate y es muy tentador. Está lleno de grasa y de ese sabor cremoso a chocolate.

SIN COCCIÓN

VEGETARIANA

Rinde: 2 porciones

Preparación: 10 minutos, más 1 hora para enfriar

1½ cucharadas de crema espesa (para batir)

4 cucharadas de mantequilla a temperatura ambiente

1 cucharada de cacao en polvo sin endulzar

4 cucharadas de queso crema a temperatura ambiente

1 cucharada de edulcorante natural Swerve

POR PREPARACIÓN

Calorías: 920; grasas totales: 99 g; carbohidratos: 20 g; carbohidratos netos: 7 g; fibra: 1 g; proteína: 7 g

POR PORCIÓN

Calorías: 460; grasas totales: 50 g; carbohidratos: 10 g; carbohidratos netos: 4 g; fibra: 1 g; proteína: 4 g

1. En un tazón mediano frío, usa un batidor o un tenedor para batir la crema. Refrigérala para mantenerla fría.

2. En otro tazón mediano, usa una batidora de mano para mezclar la mantequilla, el cacao en polvo, el queso crema y el edulcorante hasta combinarlos por completo.

3. Saca la crema batida del refrigerador. Suavemente, usando una espátula de goma, incorpora la crema batida a la mezcla de chocolate con movimientos envolventes.

4. Divide el *mousse* entre dos tazones para postre.

5. Tápalos y refrigéralos durante 1 hora antes de servir.

Consejo para cocinar. Para preparar la crema batida, me gusta dejar un tazón mediano de metal en el congelador durante un par de horas antes de usarlo. Si usas batidora, también puedes meter las aspas al congelador para enfriarlas unos minutos antes de batir la crema.

VARIACIONES

El chocolate se complementa bien con una variedad de sabores y texturas:

• Las frambuesas frescas son deliciosas encima de este *mousse*.

• Para agregar más grasas de alta calidad, me gusta añadir ¼ de aguacate a la mezcla. El aguacate aumenta su cremosidad.

HELADO DE MENTA Y CHISPAS DE CHOCOLATE

Hay muchos helados bajos en carbohidratos en el mercado hoy en día, pero nada se compara con preparar el tuyo. No necesitas una máquina para helados compleja para preparar esta receta en casa.

UNA SARTÉN
VEGETARIANA

Rinde: 2 porciones
Preparación: 10 minutos, más 4 horas, por lo menos, para congelar
Cocción: 30 minutos

½ cucharada de mantequilla

1 cucharada de edulcorante natural Swerve

10 cucharadas de crema espesa (para batir), divididas

¼ de cucharadita de extracto de menta

2 cucharadas de chispas de chocolate sin azúcar (yo uso Lily's)

POR PREPARACIÓN

Calorías: 650; grasas totales: 66 g; carbohidratos: 34 g; carbohidratos netos: 8 g; fibra: 8 g; proteína: 5 g

POR PORCIÓN

Calorías: 325; grasas totales: 33 g; carbohidratos: 17 g; carbohidratos netos: 4 g; fibra: 4 g; proteína: 3 g

1. Mete un tazón mediano de metal y las aspas de tu batidora en el congelador para que se enfríen.

2. Derrite la mantequilla en una olla pequeña y gruesa a fuego medio. Incorpora el edulcorante y 5 cucharadas de crema.

3. Sube la flama a fuego medio-alto y deja que la mezcla hierva, moviendo constantemente. Disminuye la flama a fuego bajo y déjala hervir suavemente, moviendo ocasionalmente, alrededor de 30 minutos. La mezcla debe estar lo suficientemente espesa como para adherirse a la parte posterior de una cuchara.

4. Agrega el extracto de menta.

5. Vierte la mezcla espesa en un tazón mediano y refrigéralo hasta que se enfríe.

6. Saca el tazón de metal y las aspas del congelador. Vierte las 5 cucharadas restantes de crema en el tazón. Con la batidora eléctrica, bate la crema hasta que se esponje y forme picos. No batas de más o se convertirá en mantequilla. Saca la mezcla de crema del refrigerador.

7. Con una pequeña espátula de goma, incorpora la crema batida a la mezcla de crema fría con movimientos envolventes.

8. Pasa la mezcla a un contenedor de metal pequeño que puedas guardar en el congelador (yo uso un molde para pan pequeño dado que solo hago lo suficiente para dos).

9. Incorpora las chispas de chocolate y tapa el contenedor con papel aluminio o plástico adherente.

10. Congela el helado durante 4 o 5 horas antes de servir, moviéndolo dos veces durante ese tiempo.

Consejo sobre sustituciones. Si no te gusta el extracto de menta, puedes sustituirlo por extracto de vainilla para preparar el helado de chispas de chocolate.

BUDÍN DE CHOCOLATE Y AGUACATE

Me encontré esta receta después de algunas pruebas de ensayo y error con preparaciones de aguacate y chocolate. Estaba a punto de darme por vencida con la combinación porque nunca salía bien, hasta que descubrí esta receta de budín: sencilla y efectiva.

UNA SARTÉN
SIN COCCIÓN
VEGETARIANA

Rinde: 2 porciones

Preparación: 5 minutos, más 30 minutos para enfriar

1 aguacate mediano, maduro, cortado en trozos

2 onzas de queso crema a temperatura ambiente

1 cucharada de edulcorante natural Swerve

4 cucharadas de cacao en polvo sin endulzar

¼ de cucharadita de extracto de vainilla

1 pizca de sal rosada del Himalaya

POR PREPARACIÓN

Calorías: 562; grasas totales: 54 g; carbohidratos: 54 g; carbohidratos netos: 24 g; fibra: 19 g; proteína: 16 g

POR PORCIÓN

Calorías: 281; grasas totales: 27 g; carbohidratos: 27 g; carbohidratos netos: 12 g; fibra: 10 g; proteína: 8 g

1. En un procesador de alimentos (o una licuadora), mezcla el aguacate, el queso crema, el edulcorante, el cacao en polvo, la vainilla y la sal rosada del Himalaya hasta obtener una consistencia suave.

2. Vierte la mezcla en dos tazones para postre pequeños y refrigéralos durante 30 minutos antes de servir.

Consejo sobre los ingredientes. Si tienes un aguacate muy grande, usa solo la mitad. No debería opacar los demás sabores.

BARRAS DE CHOCOLATE AMARGO CON FRESAS

Una noche tuve un antojo terrible de chocolate amargo. Mi hija usa barras de chocolate amargo, adecuadas para la dieta keto, y las derrite con crema espesa cuando prepara fresas cubiertas con chocolate, así que decidí intentar hacer algo un poco crujiente.

VEGETARIANA

Rinde: 2 porciones
Preparación: 10 minutos, más 2 horas para enfriar
Cocción: 1 minuto

½ barra (2.8 onzas) de chocolate cetogénico (yo uso Lily's)

1 cucharada de crema espesa (para batir)

2 cucharadas de almendras con sal

1 fresa fresca rebanada

POR PREPARACIÓN

Calorías: 221; grasas totales: 20 g; carbohidratos: 17 g; carbohidratos netos: 8 g; fibra: 9 g; proteína: 5 g

POR PORCIÓN

Calorías: 111; grasas totales: 10 g; carbohidratos: 9 g; carbohidratos netos: 4 g; fibra: 5 g; proteína: 3 g

1. Cubre una bandeja para horno con papel pergamino.
2. Divide la media barra de chocolate en trozos pequeños y pásalos a un tazón para microondas con la crema.
3. Caliéntalo en el microondas durante 45 segundos a potencia media (50 %). Revuelve el chocolate y cocínalo 20 segundos más a potencia media. Revuelve otra vez, asegurándote de que la mezcla esté totalmente derretida y combinada. Si no, caliéntala otros 20 segundos.
4. Vierte la mezcla de chocolate sobre el papel pergamino y extiéndela hasta formar una capa delgada y uniforme.
5. Esparce las almendras encima y luego añade las rebanadas de fresa.
6. Refrigérala hasta que se endurezca (2 horas, aproximadamente).
7. Una vez que la barra esté dura, rómpela en trozos más pequeños que puedas comer. ¡Qué rico!
8. La barra se conservará un máximo de 4 días en un contenedor sellado en el refrigerador.

Consejo sobre los ingredientes. Puedes sustituir las almendras con nueces de macadamia en este postre. Sería una opción deliciosa.

Ocho

Salsas y aderezos

Cuando se trata de salsas y aderezos, hay magníficas opciones bajas en carbohidratos; sin embargo, a veces puede ser fantástico preparar los tuyos si tienes los ingredientes en casa. Las salsas en este capítulo son algunas de mis favoritas y, por lo general, requieren ingredientes que puedes tener en tu refrigerador o alacena. El mayor beneficio de preparar tus propias salsas y aderezos, por supuesto, es que tienes el control absoluto de lo que incluyes y puedes sentirte seguro de su contenido de carbohidratos.

Índice de recetas

VINAGRETA DIJON

Me encanta este aderezo ligero y agrio en las ensaladas. Es particularmente bueno con ensaladas que tienen tomates, moras y otros elementos dulces con los cuales la mostaza Dijon combina bien.

30 MINUTOS

UNA SARTÉN

SIN COCCIÓN

VEGETARIANA

Rinde: 4 porciones

Preparación: 5 minutos

2 cucharadas de mostaza Dijon

Jugo de ½ limón amarillo

1 diente de ajo picado finamente

1½ cucharadas de vinagre de vino tinto

Sal rosada del Himalaya

Pimienta negra recién molida

3 cucharadas de aceite de oliva

POR PREPARACIÓN

Calorías: 396; grasas totales: 42 g; carbohidratos: 5 g; carbohidratos netos: 4 g; fibra: 2 g; proteína: 2 g

POR PORCIÓN

Calorías: 99; grasas totales: 11 g; carbohidratos: 1 g; carbohidratos netos: 1 g; fibra: 1 g; proteína: 1 g

1. En un tazón pequeño, revuelve la mostaza, el jugo de limón, el ajo y el vinagre de vino tinto hasta mezclar por completo. Sazona con sal rosada del Himalaya y pimienta, y revuelve otra vez.

2. Lentamente, añade el aceite de oliva poco a poco, batiendo constantemente.

3. Consérvalo en un contenedor de vidrio sellado en refrigeración por 1 semana como máximo.

Consejo sobre sustituciones. Siéntete libre de sustituir el vinagre de vino tinto por vinagre de manzana.

ADEREZO DIOSA VERDE

Este aderezo sencillo puede prepararse en un segundo y sabe absolutamente divino cuando lo viertes encima de ensaladas y platillos con carnes. Pruébalo sobre medallones de lomo de res sin hueso, asado a la parrilla y cortado en rebanadas gruesas.

30 MINUTOS

UNA SARTÉN

SIN COCCIÓN

VEGETARIANA

Rinde: 4 porciones

Preparación: 5 minutos

2 cucharadas de suero de mantequilla

¼ de taza de yogur griego

1 cucharadita de vinagre de manzana

1 diente de ajo picado finamente

1 cucharada de aceite de oliva

1 cucharada de hojas de perejil fresco

POR PREPARACIÓN

Calorías: 249; grasas totales: 25 g; carbohidratos: 4 g; carbohidratos netos: 4 g; fibra: 0 g; proteína: 3 g

POR PORCIÓN

Calorías: 62; grasas totales: 6 g; carbohidratos: 1 g; carbohidratos netos: 1 g; fibra: 0 g; proteína: 1 g

1. En un procesador de alimentos (o una licuadora), revuelve el suero de mantequilla, el yogur, el vinagre de manzana, el ajo, el aceite de oliva y el perejil. Mezcla hasta incorporar por completo.

2. Vierte el aderezo en un contenedor de vidrio sellado y refrigéralo durante, al menos, 30 minutos antes de servir. Este aderezo se conserva en refrigeración por 1 semana como máximo.

Consejo sobre sustituciones. Este aderezo también es delicioso si usas crema agria en lugar de yogur griego o si mezclas cebollín fresco picado con el perejil.

ADEREZO CÉSAR

El aderezo César es perfecto para la dieta cetogénica. Está cargado de grasas saludables e ingredientes deliciosos. Este aderezo puede dar un toque *gourmet* hasta a la ensalada más básica.

30 MINUTOS
UNA SARTÉN
SIN COCCIÓN
Rinde: 4 porciones
Preparación: 5 minutos

½ taza de mayonesa

1 cucharada de mostaza Dijon

Jugo de ½ limón amarillo

½ cucharadita de salsa Worcestershire

1 pizca de sal rosada del Himalaya

1 pizca de pimienta negra recién molida

¼ de taza de queso parmesano rallado

POR PREPARACIÓN

Calorías: 889; grasas totales: 93 g; carbohidratos: 8 g; carbohidratos netos: 7 g; fibra: 1 g; proteína: 9 g

POR PORCIÓN

Calorías: 222; grasas totales: 23 g; carbohidratos: 2 g; carbohidratos netos: 2 g; fibra: 0 g; proteína: 2 g

1. En un tazón mediano, mezcla la mayonesa, la mostaza, el jugo de limón, la salsa Worcestershire, la sal rosada del Himalaya y la pimienta hasta combinarlos por completo.

2. Agrega el queso parmesano y bate hasta que todo esté bien mezclado y obtengas una consistencia cremosa.

3. Consérvalo en un contenedor de vidrio sellado en refrigeración por 1 semana como máximo.

Consejo para conservar. Los frascos de tapa hermética son contenedores perfectos para guardar aderezos caseros.

VARIACIONES

Hay muchas formas de preparar un aderezo César. Adelante, ¡sé creativo!

- La pasta de anchoas es una adición tradicional a este aderezo. Añade 1 cucharadita a la receta.
- ¼ de taza de crema agria y ajo picado finamente también le añaden un sabor fuerte y agradable.

CREMA DE AGUACATE Y LIMÓN

Piensa en esta crema como un guacamole más suave que también puedes usar encima de varios platillos. Pruébalo sobre lo que quieras, desde ensaladas hasta platillos con carnes.

30 MINUTOS
UNA SARTÉN
SIN COCCIÓN
VEGETARIANA
Rinde: 4 porciones
Preparación: 5 minutos

½ taza de crema agria
½ aguacate
1 diente de ajo picado finamente
¼ de taza de hojas de cilantro frescas
Jugo de ½ limón verde
1 pizca de sal rosada del Himalaya
1 pizca de pimienta negra recién molida

POR PREPARACIÓN

Calorías: 346; grasas totales: 33 g; carbohidratos: 14 g; carbohidratos netos: 8 g; fibra: 6 g; proteína: 4 g

POR PORCIÓN

Calorías: 87; grasas totales: 8 g; carbohidratos: 4 g; carbohidratos netos: 2 g; fibra: 2 g; proteína: 1 g

1. En un procesador de alimentos (o una licuadora), mezcla la crema agria, el aguacate, el ajo, el cilantro, el jugo de limón, la sal rosada del Himalaya y la pimienta hasta que todo esté combinado por completo y obtengas una consistencia suave.

2. Vierte la salsa en un frasco de vidrio hermético y guárdalo en refrigeración por unos 3 días como máximo.

Consejo sobre los ingredientes. A mí me gusta meter la crema en una bolsa resellable y hacer un corte pequeño en una punta para crear una manga pastelera. Se ve hermoso cuando haces hilos sobre los tacos, la carne, los huevos a la diabla y más.

ADEREZO DE QUESO AZUL

Es un gran aderezo para servir sobre una ensalada de lechuga o una deliciosa ensalada con carne, pero el platillo para el que más lo uso ¡son las alitas de pollo! No hay nada mejor que una alita caliente y crujiente cubierta de este aderezo de queso frío y cremoso.

30 MINUTOS
UNA SARTÉN
SIN COCCIÓN
VEGETARIANA
Rinde: 4 porciones
Preparación: 5 minutos

½ taza de crema agria

½ taza de mayonesa

Jugo de ½ limón amarillo

½ cucharadita de salsa Worcestershire

Sal rosada del Himalaya

Pimienta negra recién molida

2 onzas de queso azul desmoronado

POR PREPARACIÓN

Calorías: 1225; grasas totales: 126 g; carbohidratos: 12 g; carbohidratos netos: 11 g; fibra: 1 g; proteína: 18 g

POR PORCIÓN

Calorías: 306; grasas totales: 32 g; carbohidratos: 3 g; carbohidratos netos: 3 g; fibra: 0 g; proteína: 7 g

1. En un tazón mediano, mezcla la crema agria, la mayonesa, el jugo de limón y la salsa Worcestershire. Sazona con sal rosada del Himalaya y pimienta, y mezcla de nuevo hasta combinar por completo.

2. Agrega el queso desmoronado con movimientos envolventes hasta mezclar bien.

3. Consérvalo en un contenedor de vidrio sellado en refrigeración por no más de 1 semana.

Consejo sobre los ingredientes. Puedes ajustar la cantidad de queso azul desmoronado en este aderezo. A mí me gusta con mucha textura.

MAYONESA DE SRIRACHA

Una salsa que mejora cualquier platillo. Cremosa y picante, es perfecta como *dip* para pollo, verduras y todo lo que puedas encontrar.

30 MINUTOS

UNA SARTÉN

SIN COCCIÓN

VEGETARIANA

Rinde: 4 porciones

Preparación: 5 minutos

½ taza de mayonesa

2 cucharadas de salsa Sriracha

½ cucharadita de ajo en polvo

½ cucharadita de cebolla en polvo

¼ de cucharadita de páprika

POR PREPARACIÓN

Calorías: 804; grasas totales: 88 g; carbohidratos: 6 g; carbohidratos netos: 5 g; fibra: 1 g; proteína: 2 g

POR PORCIÓN

Calorías: 201; grasas totales: 22 g; carbohidratos: 2 g; carbohidratos netos: 1 g; fibra: 0 g; proteína: 1 g

1. En un tazón pequeño, mezcla la mayonesa, la Sriracha, el ajo en polvo, la cebolla en polvo y la páprika hasta incorporar bien.
2. Vierte la mayonesa en un contenedor de vidrio hermético y guárdala en refrigeración por no más de 1 semana.

Consejo sobre los ingredientes. Puedes ajustar la cantidad de salsa Sriracha para aumentar o disminuir el nivel de picor.

MAYONESA DE AGUACATE

Puedes preparar tu propia mayonesa fácilmente usando aguacate. Tal vez no tienes mayonesa o quizá solo te guste prepararla tú mismo. Con aguacate, puedes preparar una magnífica mayonesa que sepa deliciosa como ingrediente en otros platillos o encima de una hamburguesa o un sándwich cetogénicos.

30 MINUTOS

UNA SARTÉN

SIN COCCIÓN

VEGETARIANA

Rinde: 4 porciones

Preparación: 5 minutos

1 aguacate mediano cortado en trozos

½ cucharadita de pimienta de Cayena molida

Jugo de ½ limón verde

2 cucharadas de hojas de cilantro frescas (opcional)

1 pizca de sal rosada del Himalaya

¼ de taza de aceite de oliva

POR PREPARACIÓN

Calorías: 231; grasas totales: 20 g; carbohidratos: 16 g; carbohidratos netos: 5 g; fibra: 10 g; proteína: 3 g

POR PORCIÓN

Calorías: 58; grasas totales: 5 g; carbohidratos: 4 g; carbohidratos netos: 1 g; fibra: 3 g; proteína: 1 g

1. En un procesador de alimentos (o una licuadora), mezcla el aguacate, la pimienta cayena, el jugo de limón, el cilantro y la sal rosada del Himalaya hasta que todo esté bien mezclado y obtengas una consistencia suave.

2. Lentamente, incorpora el aceite de oliva agragando 1 cucharada a la vez y pulsando el procesador cada vez que añades una.

3. Consérvala en un contenedor de vidrio hermético en refrigeración por no más de 1 semana.

Consejo sobre los ingredientes. El aguacate debe estar maduro: no demasiado duro, pero tampoco demasiado blando. Cuando lo escojas en el mercado, un aguacate realmente maduro debe sentirse suave junto al tallo cuando presionas con el pulgar. Esto no maltrata el aguacate, como otros métodos.

SALSA DE MANÍ

La salsa de maní les dará a tus platillos con pollo otro nivel. También me gusta usarla con tallarines de verduras y muchas veces la incorporo a cualquier platillo para darle un sabor oriental.

30 MINUTOS

UNA SARTÉN

SIN COCCIÓN

VEGETARIANA

Rinde: 4 porciones

Preparación: 5 minutos

½ taza de mantequilla de maní cremosa (yo uso Justin's)

2 cucharadas de salsa de soya (o aminoácidos de coco)

1 cucharadita de salsa Sriracha

1 cucharadita de aceite de ajonjolí tostado

1 cucharadita de ajo en polvo

POR PREPARACIÓN

Calorías: 741; grasas totales: 61 g; carbohidratos: 33 g; carbohidratos netos: 25 g; fibra: 8 g; proteína: 27 g

POR PORCIÓN

Calorías: 185; grasas totales: 15 g; carbohidratos: 8 g; carbohidratos netos: 6 g; fibra: 2 g; proteína: 7 g

1. En un procesador de alimentos (o una licuadora), mezcla la mantequilla de maní, la salsa de soya, la salsa Sriracha, el aceite de ajonjolí y el ajo en polvo hasta incorporar por completo.

2. Guárdalo en un contenedor de vidrio hermético en refrigeración por no más de 1 semana.

Consejo sobre los ingredientes. Para añadirle textura, usa mantequilla de maní con trozos.

ALIOLI DE AJO

El alioli de ajo siempre suena muy elegante en el menú de un restaurante, pero en realidad no podría ser más fácil de preparar. El cebollín y el perejil no son obligatorios, pero me encanta añadir hierbas frescas a una salsa como esta.

UNA SARTÉN
SIN COCCIÓN
VEGETARIANA

Rinde: 4 porciones
Preparación: 5 minutos, más 30 minutos para enfriar

½ taza de mayonesa

2 dientes de ajo picados finamente

Jugo de 1 limón amarillo

1 cucharada de perejil italiano fresco picado

1 cucharadita de cebollín picado

Sal rosada del Himalaya

Pimienta negra recién molida

POR PREPARACIÓN

Calorías: 817; grasas totales: 88 g; carbohidratos: 11 g; carbohidratos netos: 9 g; fibra: 2 g; proteína: 2 g

POR PORCIÓN

Calorías: 204; grasas totales: 22 g; carbohidratos: 3 g; carbohidratos netos: 2 g; fibra: 1 g; proteína: 1 g

1. En un procesador de alimentos (o una licuadora), mezcla la mayonesa, el ajo, el jugo de limón, el perejil y el cebollín. Sazona con sal rosada del Himalaya y pimienta. Mezcla hasta combinar por completo.

2. Vierte la salsa en un contenedor de vidrio hermético y refrigéralo por lo menos 30 minutos antes de servir. (Esta salsa se conserva en refrigeración por 1 semana como máximo).

Consejo sobre los ingredientes. Pica el ajo lo más finamente posible para obtener mejores resultados. Incluso, puedes usar un rallador fino si tienes.

TZATZIKI

La salsa *tzatziki* es deliciosa. Me encanta ir a comer al bistró mediterráneo cerca de mi casa. Tienen *tzatziki* y yo siempre pido más. Un día, finalmente, la preparé yo misma. La clave es extraerle toda el agua al pepino. Fuera de eso, es muy fácil de preparar.

Rinde: 4 porciones

Preparación: 10 minutos, más 30 minutos para enfriar

½ pepino inglés grande, sin pelar

1½ tazas de yogur griego (yo uso Fage)

2 cucharadas de aceite de oliva

1 pizca grande de sal rosada del Himalaya

1 pizca grande de pimienta negra recién molida

Jugo de ½ limón amarillo

2 dientes de ajo picados finamente

1 cucharada de eneldo fresco

POR PREPARACIÓN

Calorías: 596; grasas totales: 44 g; carbohidratos: 18 g; carbohidratos netos: 8 g; fibra: 2 g; proteína: 32 g

POR PORCIÓN

Calorías: 149; grasas totales: 11 g; carbohidratos: 5 g; carbohidratos netos: 5 g; fibra: 1 g; proteína: 8 g

1. Corta el pepino a la mitad, longitudinalmente, y usa una cuchara para sacar y desechar las semillas.

2. Ralla el pepino con un rallador medio o fino en un plato grande cubierto con varias capas de toallas de papel. Envuelve las toallas alrededor del pepino rallado y exprímelo para extraer la mayor cantidad de agua posible. (Esto puede tomar tiempo y requerir varias toallas de papel. También puedes dejarlo en un colador toda la noche o envuelto en varias capas de paño de escurrir queso en el refrigerador si tienes tiempo).

3. En un procesador de alimentos (o una licuadora), mezcla el yogur, el aceite de oliva, la sal rosada del Himalaya, la pimienta, el jugo de limón y el ajo hasta combinarlos por completo.

4. Pasa la mezcla a un tazón mediano y agrega el eneldo fresco y el pepino rallado.

5. Me gusta dejar enfriar esta salsa por lo menos 30 minutos antes de servir. Consérvala en un contenedor de vidrio hermético en refrigeración por no más de 1 semana.

Consejo sobre los ingredientes. Pica los dientes de ajo lo más finamente posible para obtener mejores resultados. Puedes usar crema agria en lugar de yogur griego.

SALSA ALFREDO

No hay nada como un tazón caliente de *fettuccine* Alfredo, con su deliciosa salsa cremosa y rebosante de mantequilla. En el invierno, me encanta usar la variedad *fettuccine* de Miracle Noodles y cubrirlos con esta salsa, agregando un poco de pollo cocido con hierbas frescas. Sus ingredientes suculentos siempre están en mi cocina, así que es muy sencillo prepararla.

30 MINUTOS
UNA SARTÉN
VEGETARIANA
Rinde: 4 porciones
Preparación: 5 minutos
Cocción: 10 minutos

4 cucharadas de mantequilla

2 onzas de queso crema

1 taza de crema espesa (para batir)

½ taza de queso parmesano rallado

1 diente de ajo picado finamente

1 cucharadita de hierbas italianas secas

Sal rosada del Himalaya

Pimienta negra recién molida

POR PREPARACIÓN

Calorías: 1175; grasas totales: 120 g; carbohidratos: 8 g; carbohidratos netos: 8 g; fibra: 0 g; proteína: 21 g

POR PORCIÓN

Calorías: 294; grasas totales: 30 g; carbohidratos: 2 g; carbohidratos netos: 2 g; fibra: 0 g; proteína: 5 g

1. En una olla mediana y gruesa, a fuego medio, revuelve la mantequilla, el queso crema y la crema espesa. Bate lenta y constantemente hasta que la mantequilla y el queso crema se derritan.

2. Agrega el queso parmesano, el ajo y las hierbas italianas. Sigue revolviendo hasta que todo se incorpore bien. Baja la flama a fuego medio-bajo y déjala hervir suavemente, moviendo de vez en cuando, entre 5 y 8 minutos para permitir que la salsa se mezcle y se espese.

3. Sazona con sal rosada del Himalaya y pimienta, y revuelve.

4. Agrega tus tallarines cetogénicos favoritos, precocidos y calientes, y sirve.

5. Conserva esta salsa en un contenedor de vidrio hermético en refrigeración por 4 días como máximo.

Consejo sobre los ingredientes. También puedes usar una deliciosa combinación de queso parmesano, Asiago y romano rallados.

APÉNDICE A:
DIRTY DOZEN™ Y CLEAN FIFTEEN™

Hay una organización sin fines de lucro llamada Environmental Working Group (EWG) que observa cuidadosamente la información que le proveen el Departamento de Agricultura de Estados Unidos (USDA, US Department of Agriculture) y la Administración de Alimentos y Medicamentos (FDA, Food and Drug Administration) sobre los residuos de pesticidas. Cada año recopila una lista de las mejores y peores cargas de pesticidas en las cosechas comerciales. Puedes usar estas listas para decidir qué frutas y verduras orgánicas comprar para minimizar tu exposición a pesticidas y qué productos frescos es seguro comprar de manera convencional. Esto no significa que estén libres de pesticidas, así que lava las frutas y verduras muy bien.

Estas listas cambian cada año, así que asegúrate de buscar las más recientes antes de llenar tu carrito en el supermercado. Encontrarás las listas actualizadas, así como una guía de los pesticidas en los productos frescos, en <EWG.org/FoodNews>.

DIRTY DOZEN (LA DOCENA SUCIA)

Apio	Nectarinas	*Además de la Dirty Dozen, la*
Cerezas	Papas	*EWG añadió otros dos tipos de*
Duraznos	Peras	*productos contaminados con*
Espinacas	Pimientos morrones	*insecticidas organofosforados*
Fresas	Tomates	*altamente tóxicos:*
Manzanas	Uvas	*Kale/berza*
		Chiles

CLEAN FIFTEEN (LAS QUINCE LIMPIAS)

Aguacates	Espárragos	Melón cantalupo
Berenjena	Guisantes (congelados)	Melón verde
Brócoli	Kiwis	Papayas
Cebollas	Maíz amarillo	Piñas
Coliflor	Mangos	Repollo

TEMPERATURA DEL HORNO

FAHRENHEIT	CELSIUS (APROXIMADO)
250 °F	120 °C
300 °F	150 °C
325 °F	165 °C
350 °F	180 °C
375 °F	190 °C
400 °F	200 °C
425 °F	220 °C
450 °F	230 °C

EQUIVALENCIAS DE VOLUMEN (LÍQUIDOS)

ESTÁNDAR EUA	ESTÁNDAR EUA (ONZAS)	MÉTRICO (APROXIMADO)
2 cucharadas	1 onza líquida	30 mililitros
¼ de taza	2 onzas líquidas	60 mililitros
½ taza	4 onzas líquidas	120 mililitros
1 taza	8 onzas líquidas	240 mililitros
1½ tazas	12 onzas líquidas	355 mililitros
2 tazas o 1 pinta	16 onzas líquidas	475 mililitros
4 tazas o 1 cuarto de galón	32 onzas líquidas	1 litro
1 galón	128 onzas líquidas	4 litros

EQUIVALENCIAS DE PESO

ESTÁNDAR EUA	MÉTRICO (APROXIMADO)
½ onza	15 gramos
1 onza	30 gramos
2 onzas	60 gramos
4 onzas	115 gramos
8 onzas	225 gramos
12 onzas	340 gramos
16 onzas o 1 libra	455 gramos

EQUIVALENCIAS DE VOLUMEN (EN SECO)

ESTÁNDAR EUA	MÉTRICO (APROXIMADO)
⅛ de cucharadita	0.5 mililitros
¼ de cucharadita	1 mililitro
½ cucharadita	2 mililitros
¾ de cucharadita	4 mililitros
1 cucharadita	5 mililitros
1 cucharada	15 mililitros
¼ de taza	59 mililitros
⅓ de taza	79 mililitros
½ taza	118 mililitros
⅔ de taza	156 mililitros
¾ de taza	177 mililitros
1 taza	235 mililitros
2 tazas o 1 pinta	475 mililitros
3 tazas	700 mililitros
4 tazas o 1 cuarto de galón	1 litro

REFERENCIAS

- Centros para el Control y la Prevención de Enfermedades (CDC, Centers for Disease Control and Prevention), Centro Nacional de Estadísticas de Salud (NCHS, National Center for Health Statistics), "Dietary Intake for Adults Aged 20 and Over" [Ingesta dietética para adultos mayores de 20 años], 2016, consultado en <http://www.cdc.gov/nchs/fastats/diet.htm>.

- Jacob Wilson y Ryan Lowery, *The Ketogenic Bible: The Authoritative Guide to Ketosis* [La biblia cetogénica. La guía autorizada de la cetosis], Victory Belt Publishing, 2017. [Este libro es una magnífica fuente para adentrarte profundamente en la ciencia cetogénica y la cetosis].

RECURSOS

KETOINTHECITY.COM

En mi blog encontrarás preguntas frecuentes sobre la dieta cetogénica, entrevistas y muchas recetas.

RULED ME (<RULED.ME>)

Esta es la calculadora de macronutrientes que uso y recomiendo. Hay un enlace a ella en mi blog.

APLICACIÓN CARB MANAGER (<CARBMANAGER.COM>)

Mi aplicación favorita para registrar alimentos y macronutrientes.

Hay marcas maravillosas para productos y alimentos cetogénicos, pero a veces son difíciles de encontrar en un supermercado común. Listo algunos de mis productos favoritos abajo y mis códigos de descuento para ahorrarte un poco de dinero en tu siguiente compra.

KNOW FOODS

10 % de descuento
<knowfoods.com>
Código: KETOINTHECITY

PERFECT KETO

20 % de descuento
<perfectketo.com>
Código: KETOINTHECITY

NUI COOKIES

10 % de descuento
<eatnui.com>
Código: KETOINTHECITY

KETO FRIDGE

10 % de descuento
<ketofridge.com>
Código: KETOINTHECITY

CHOC ZERO

10 % de descuento
<choczero.com>
Código: KETOINTHECITY

MIRACLE NOODLE

10 % de descuento
<miraclenoodle.com>
Código: KETOINTHECITY

LEGENDARY FOODS

10 % de descuento
<legendaryfoodsonline.com>
Código: KETOINTHECITY

EQUIP FOODS

20 % de descuento
<equipfoods.com>
Código: KETOINTHECITY

KETTLE & FIRE BONE BROTH

15 % de descuento
<kettleandfire.com>
Código: KETOINTHECITY 15

ÍNDICE POR RECETAS

ÍNDICE TEMÁTICO

AGRADECIMIENTOS

A mis padres. Los amo y les doy las gracias por siempre permitirme creer que realmente puedo lograr cualquier cosa si trabajo duro en ello.

A Kaia. Que seas mi hija es mi alegría más grande. Te amo hasta la luna y más allá, y estoy muy feliz de tenerte siempre a mi lado.

A mi familia y amigos. Mi tribu me inspira mucho y me siento profundamente agradecida de tener un grupo de gente tan maravilloso cerca de mí. Tú eres las personas de las que te rodeas y yo tengo la fortuna de estar rodeada de grandeza.

A la comunidad cetogénica. Estoy muy agradecida por haber encontrado a la apasionada y solidaria comunidad cetogénica en internet y en Instagram. Son un magnífico grupo de personas, cada uno enfrentando retos distintos, pero todos intentando mejorar. Son una inspiración para mí y espero haberlos inspirado también.

SOBRE LA AUTORA

Jen Fisch, creadora del blog *Keto In The City*, está encantada de ofrecer soluciones sencillas para mantener el estilo de vida cetogénico. Es una madre soltera y trabajadora que ha luchado contra desórdenes autoinmunes durante 20 años y ahora vuelve la mirada hacia la cocina en busca de formas simples y deliciosas para hacer que la dieta keto funcione dentro de un estilo de vida ocupado.

Con un grupo de seguidores leales en Instagram, con su perfil @ketointhecity_; su creciente canal de YouTube, *Keto In The City*, y más de 100 mil visitas a su blog KetoInTheCity.com, Jen es una de las principales influencias en la escena cetogénica.

No es nutricionista ni chef profesional, solo una madre decidida que ha buscado por todas partes una forma de alimentación que reduzca la inflamación provocada por sus desórdenes autoinmunes y le permita sentirse como la mejor versión de sí misma. Jen vive con su hija en Hermosa Beach, California.